斯坦福熟睡习惯

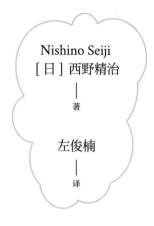

Nishino Seiji

[日] 西野精治

——

著

左俊楠

——

译

スタンフォード大学教授
が教える熟睡の習慣

人民东方出版传媒
People's Oriental Publishing & Media

東方出版社
The Oriental Press

图书在版编目（CIP）数据

斯坦福熟睡习惯 /（日）西野精治 著；左俊楠 译 . — 北京：东方出版社，2020.11
ISBN 978-7-5207-1628-4

Ⅰ.①斯…　Ⅱ.①西…②左…　Ⅲ.①睡眠－普及读物
Ⅳ.① R338.63-49

中国版本图书馆 CIP 数据核字（2020）第 141299 号

本书中文简体字版权由汉和国际（香港）有限公司代理
中文简体字版专有权属东方出版社
著作权合同登记号 图字：01-2019-7235号

斯坦福熟睡习惯
（ SITANFU SHUSHUI XIGUAN ）

作　　者：[日] 西野精治
作　　图：樱井胜志
译　　者：左俊楠
责任编辑：王梦楠
出　　版：东方出版社
发　　行：人民东方出版传媒有限公司
地　　址：北京市朝阳区西坝河北里 51 号
邮　　编：100028
印　　刷：北京市大兴县新魏印刷厂
版　　次：2020 年 11 月第 1 版
印　　次：2020 年 11 月第 1 次印刷
开　　本：880 毫米 × 1230 毫米　1/32
印　　张：10.75
字　　数：183 千字
书　　号：ISBN 978-7-5207-1628-4
定　　价：59.80 元
发行电话：（010）85924663　85924644　85924641

目录

前言 / 001

第 1 章
错误百出的睡眠常识

第一章

比"90 分钟周期"更重要的事 / 003

睡眠脆弱且极易紊乱 / 007

在家轻松进行睡眠监测？ / 010

羡慕却学不来的"短眠者" / 014

短眠会导致短命？别强迫自己！ / 017

睡眠可以调整神经元的神经线连接 / 020

冲洗掉大脑废弃物的"胶质淋巴系统" / 022

缺了觉还能补回来吗？ / 026

睡眠仍是充满谜团的领域 / 029

如何应对鱼龙混杂的"睡眠知识"？ / 032

什么样的睡眠知识更适合自己？ / 034

从"睡眠教育"思考成人睡眠 / 036

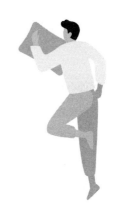

第 2 章
消除"睡眠负债"

危险的"睡眠负债" / 041

为时 4 周的睡眠时长实验 / 044

即使睡满 6 小时，身体机能也会不知不觉退化?!　/ 047

能使死亡率最低的睡眠时长是……?　/ 049

理想睡眠的 3 个条件　/ 051

比起时间段，"最开始的深睡眠"更重要　/ 054

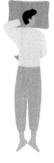

如何避免"醒后迟钝"?　/ 057

在怎么也睡不着的时候　/ 059

找到只属于自己的"最佳睡眠时长"　/ 062

午睡的秘诀在于"下午 3 点以前，控制在 30 分钟以内"　/ 065

利用地铁上睡觉和睡回笼觉的机会　/ 067

用"时间窗闹钟"找到最佳起床时机　/ 070

向古人学习"分割睡眠法"　/ 072

生物规律永远是最重要的　/ 075

第 章

生物规律是熟睡的关键

无处不在的"生物规律"　/ 079

光线能校正人体的生物钟　/ 082

阻碍睡眠激素"褪黑素"分泌的人造光　/ 085

让蓝光从"睡眠克星"变成"睡眠助手"　/ 088

"深部体温"——熟睡的关键　/ 091

深部体温的变化与测量　/ 093

掌控睡眠和觉醒的神秘机制　/ 096

生物钟紊乱与 3 种"昼夜节律睡眠障碍" / 100

早上总也起不来可能不是"懒",而是"节律紊乱" / 103

通过光、膳食和运动来调节身体内部规律 / 106

有助于调整生物钟的 7 个习惯 / 110

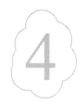

第 **4** 章
"工作时困倦"的可怕风险

"失眠"和"嗜睡"其实是一回事 / 117

"睡眠呼吸暂停综合征"是高致命风险的疾病 / 119

失眠障碍已成为重大社会问题 / 122

睡眠不足带来的巨大经济和社会损失 / 124

大多数轮班工作者健康状况不佳 / 127

轮班工作制的困境 / 130

巧妙克服时差问题 / 132

有时,不倒时差也无妨 / 136

如何摆脱下午两点钟的困倦 / 139

想压缩时间提高效率,不能打睡眠时间的主意 / 142

找到对自己来说最重要的时间 / 144

杜绝长时间会议 / 146

日本人竟然对"盗用他人时间"习以为常 / 148

炫耀自己忙到没空睡觉 = 无能之人 / 151

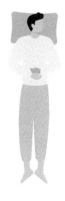

第 章

女性、儿童、老年人应掌握的睡眠常识

睡眠所肩负的"五大使命" / 155

100万人规模的调查给我们的启示 / 158

肥胖是全身性的炎症？ / 160

世界上的头号睡眠困难户——日本女性 / 164

睡不着的人会变丑 / 167

睡眠对大脑的发育有多重要呢？ / 169

睡眠不足与儿童发育障碍 / 174

生长激素的分泌与抗衰老 / 176

老年人如何确保高质量的睡眠 / 178

"午休小憩"可以让阿尔茨海默病发病率降为1/7 / 181

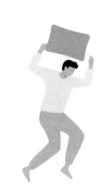

第 章

熟睡环境营造法

选择寝具要看"透气性" / 187

世界首次关于"寝具与睡眠质量"的科学论证 / 189

从"体温变化"入手，营造良好入睡条件 / 194

体寒的人与其穿袜子睡觉不如泡脚 / 196

调节室温能够降低心肌梗死及脑出血发病 / 198

最适合作寝具的材料 / 200

选择枕头的重要原则——让脑袋冷却下来！ / 203

百名一流运动员床垫偏好的启示 / 205

家庭的照明太过刺眼 / 207

睡得越少，吃得越多 / 210

良好的睡眠需要适当培养"睡前小癖好" / 212

换一种闹铃唤醒方式 / 216

打盹儿也要舒舒服服 / 218

第 **7** 章

"睡眠障碍"早知道

睡眠障碍的种类和症状 / 223

睡眠障碍的诸多未解之谜 / 226

睡眠障碍不仅是因为遗传 / 229

打鼾与睡眠呼吸暂停综合征 / 232

"浅睡眠行为障碍"：不受意志控制的手舞足蹈 / 235

双腿无处安放的"不安腿综合征" / 238

令人心悸的"鬼压床"——"发作性嗜睡症" / 240

发作性嗜睡症的发病机理与治疗 / 242

儿童的睡眠障碍 / 246

妥善选择睡眠医疗"认证医师" / 248

第 章

与“安眠药”的巧妙相处之道

被我们一以概之的“安眠药”，其实本质完全不同 / 253

巴比妥酸类其实是麻醉药 / 258

短效型苯二氮卓类药物会引起“反弹性失眠” / 261

日本是世界上数一数二的苯二氮卓类药物消费大国 / 264

苯二氮卓类和非苯二氮卓类完全不是同类的药物，作用却一样 / 267

刺激褪黑素受体，从而改善睡眠和觉醒节奏的药物 / 269

抑制食欲肽作用的最新型安眠药 / 272

市面上出售的“睡眠改善药”是什么？ / 274

将镇静型安眠药作为“最终手段” / 277

睡前喝酒是好还是坏？ / 280

送给不具备最新知识的“外行”医生的忠告 / 283

弄清失眠的原因只有靠“除外诊断”法 / 285

不用药的失眠症治疗——认知行为疗法 / 287

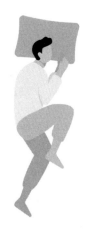

结束语 / 292

参考文献 / 296

前言

我的上一部著作《斯坦福高效睡眠法》出版发行后，获得了出人意料的反响。我接受了日本的电视、杂志、报纸、网络等各大媒体的采访，并受邀为普通民众做演讲、参加研讨会。

平时我一直在加利福尼加州的斯坦福大学睡眠生物规律研究所从事研究工作，能有这样直接从读者那里获得评价与反馈的机会，于我而言没有比这个更珍贵的收获了。

我在上部作品中提到了"睡眠负债"的概念，从NHK（日本放送协会）来斯坦福留学的市川卫先生对此非常感兴趣，以此为契机，制作了名叫"睡眠负债很危险"的节目。也因此，"睡眠负债"一词得以成为话题。

2017年，"睡眠负债"一词甚至进入了日本年度流行语前10

名，对于日本社会发展变化的这种动态，我比任何人都感到震惊和不知所措。

"睡眠负债"这一概念最早是由斯坦福大学睡眠生物规律研究所第一代所长威廉姆·C.戴蒙提出并开始使用的，对于从事睡眠研究的人员来说，该词并不新奇。

另外，前几天，我接受了CBS（美国哥伦比亚广播公司）东京分部关于日本睡眠负债问题的采访。CBS东京分部的节目受众主要是日本国内的外国人，所以这次的的确确算得上是"反输出"了。

当我在这些演讲和采访中与各界人士沟通交流的时候，经常会被问到有关女性、儿童的睡眠问题以及伴随着年龄增长产生的睡眠障碍。

因此，我想借由本书，针对诸如以上问题为大家一一做出解答。其次，上部作品中尚未囊括的睡眠障碍和安眠药的相关问题，我也会尽量通俗易懂地为各位讲解说明。

一位患有脑血管病的患者说过这样的话："为了活过明天，我绝对不会牺牲睡眠。不管发生什么事，我都会睡觉。"

作为睡眠研究者，我最想传达给本书读者的正是这一点，希望大家意识到睡眠的重要性。然而，我不得不说出一个事实，那就是能够像这位患者一样想的人实在太少了，这着实令人感到遗憾。

在一天 24 小时的有限时间里，我们必须要做的事情堆积如山。所以，牺牲睡眠也是无可奈何之事。人们会这么想也许是出于无奈。

加之原本日本人就抱有一种固有心态——把削减睡眠时间去努力奋斗视为一种美德，为了做出成绩，需要"废寝忘食"地工作学习，这种观念已经根深蒂固。

事实上，从睡眠时长的国际调查研究结果来看，无论哪种调查，日本大都排在最后一名或者倒数第二。日本人的睡眠时间处于世界最低水平。

日本厚生劳动省每年实行的"国民健康·营养调查"报告 2017 年的数据显示，平均一天睡眠时间在"6 小时以上，不足 7 小时"的男性占 35.0%，女性占 33.4%。睡眠时间"不足 6 小时"的男性占 36.1%，女性占 42.1%。更有甚者，40 岁至 50 岁年龄阶段的男性和女性睡眠时间"不足 5 小时"的人数分别都超过了 10%，也就是说每 10 个人里就有 1 个人睡眠不足 5 小时。

而且，观察睡眠时长的变化时会发现，日本人的平均睡眠时长正在逐年减少，即便削减睡眠时间有百害而无一利的事实早就被科学证实过了。

如果你没有一个高质量的睡眠会发生什么呢？

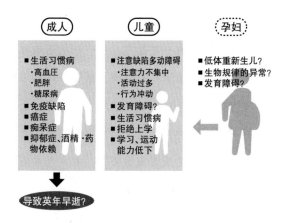

这不仅仅是成年人的问题。我对孩子们的睡眠状况也深表担忧。在日本，经常能看到父母到了晚上10点、11点还带着孩子在外面走。不管怎么说，这在欧美是鲜有的光景。

孩子会受父母生活模式的影响。在熬夜成为家常便饭的家庭中成长的孩子会自然养成夜猫子的生活习惯，睡眠不足就会成为常态，也就更容易产生睡眠障碍。

对于那些正处于大脑和身体快速成长发育期的儿童来说，睡眠不足带来的损害比大人受到的还要严重。

我认为日本人的睡眠不足问题已经牵涉到儿童，成为我们不可忽视的社会问题了。

特别是近几年，睡眠不足与儿童发育障碍的关系成为人们关注的话题。虽然其中的因果联系尚未清楚明了，但普遍认为发育障碍有可能引发睡眠障碍，相反也有可能是幼年期的睡眠障碍使得发育障碍问题更加突出。

另外，也有报告指出如果孕妇患有失眠问题的话，新生儿容易是低体重儿。也许可以这样认为，早在胎儿还在母亲肚子里的时候，导致儿童睡眠障碍和生物规律障碍的诱因就已经开始存在了。

说起来，生物究竟为何需要睡眠呢？

对于动物而言，睡觉是最没有防备的状态。即使明白睡觉要面临很大的风险，却没有动物不睡觉。长途迁徙的候鸟能够一边飞行一边睡觉。有洄游习性的鱼类也能一边游泳一边睡觉。虽然对于生命延续来说，睡觉具有很大的风险，然而动物却不会把目标设定为"如何做才能不用睡觉"，而是选择"不管遭遇何种情况也要睡觉"，以此达到不断进化的目的。

睡眠是一切生命现象的基石。

具体内容我会留到书中详细讲述。但在这里我想强调的是，睡眠不是把房间变暗后大脑自然而然反应后产生的被动现象，而是大脑的自发性活动和自主选择。

就像主动养成优质的饮食与运动习惯会给人们带来身心健康一样，睡眠习惯也直接关系到健康与充实的人生。就像人们喜欢吃的食物和擅长的运动都因人而异，睡眠也存在个体差异。

因此，本书并非意在把某种观念强加于读者，只是尽我所能把科学论证过的正确事物广泛传播、普及开来，希望大家在各自的现实生活中能够有所吸收，并养成适合自己的习惯。

忙碌的现代人有时候会感觉被睡眠剥夺了许多宝贵的时间，甚至为此烦闷不已，其实大家需要的不是某个观念，而是正确的知识。

不单单是睡觉，我希望诸君能让高质量的充足睡眠成为一种生活习惯，本人正是抱着这样的信念，以"熟睡习惯"为题创作了本书。

真诚地祝愿本书能为您带去"熟睡"，为各位构筑更美好的人生助一臂之力。

第 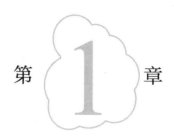 章

错误百出的
睡眠常识

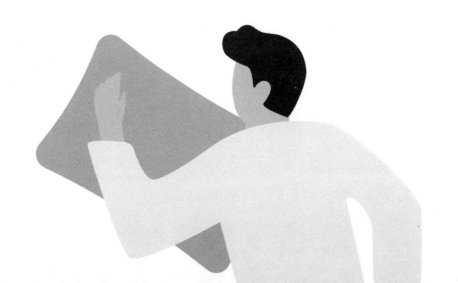

比 "90 分钟周期" 更重要的事

自从我的上一部著作《斯坦福高效睡眠法》(Sunmark 出版社)出版发行以来,经常有人邀请我为普通民众做演讲。

我曾经在演讲结束后的问答环节中,被问到这样一个问题:"刚才聆听了您的演说,深刻认识到睡眠的重要性。那么,我有一个现实的问题想咨询您,为了恰好赶在 90 分钟为单位的周期上爽快起床,我们该如何做呢?"

在那场演讲中,我这样讲过:"有些人即使睡眠时长达到 90 分钟的倍数,醒来时也依旧很难清醒。像这样的案例不胜枚举。"尽管如此,在日本确实有很多人相信"睡眠节奏是以 90 分钟为周期的""睡眠时长为 90 分钟的倍数是熟睡的秘诀"。

　　正常的睡眠中，人一旦睡着，大脑首先会进入"非REM睡眠（深层睡眠，即大脑和身体都处于休息状态）"，之后会转移到"REM睡眠（浅睡眠，即大脑尚在活跃中，身体处于休息状态）"。整个睡眠过程中，基本上都会重复交替出现数次深睡眠和浅睡眠。（见图1-1）

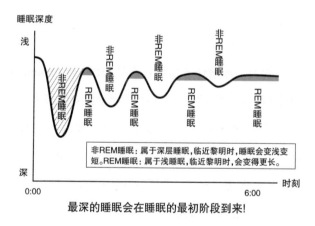

图 1-1　睡眠周期（ sleep cycle ）

　　深层睡眠期包含4个阶段，我们暂称其为第一阶段、第二阶段、第三阶段和第四阶段。从第一阶段演变为第二阶段、第二阶段转变为第三阶段、第三阶段到第四阶段，在整个深层睡眠过程中，深层睡眠会持续较长时间。之后不久就会变成浅睡眠。

　　从深层睡眠开始到浅睡眠结束的过程，我们称之为"睡眠周期（sleep cycle）"，重复四五次这样的睡眠周期后，人就会清醒。

　　大家都说睡眠周期大约为 90 分钟，这的确是事实。但更重要的一点是**所谓的睡眠周期其实具有相当多的个体性差异，完全是因人而异的。**

　　在我的演讲中，我说一个睡眠周期大概是 90 分钟到 110 分钟，但不同研究人员的结论也不尽相同，有人结论是 80 分钟，也有人是 120 分钟。被观察的个体不同，数据也会出现一些偏差。

　　比如说，睡眠周期为 90 分钟的人和睡眠周期为 120 分钟的人，仅一个周期就产生了 30 分钟睡眠时长的差距。这种差距会在接下来的睡眠周期中，重复两次、三次、四次。

　　同时，**睡眠周期的时长也并非一直保持稳定，而是会根据人体的健康状态和疲劳程度等情况变化。**正因如此，就连睡前喝点小酒，也能导致睡眠周期的变化。

　　所以，**要说入睡后几小时起床状态最佳，也需要因人而异，视情况而定。**

　　如果是正常睡眠，越接近黎明时分，深度睡眠的次数会减少，浅睡眠的时长会增加，身体便会自然而然地做好起床的准备。然而，如果正常的健康睡眠周期发生紊乱的话，睡眠质量就会变差，当然，醒来的时候就没那么轻松了。

其实"90 分钟的睡眠周期"并非重点，重要的是"如何保持正常睡眠模式"。

睡眠脆弱且极易紊乱

　　正如图 1-1 所显示的，为了让人们充分把握、理解睡眠的形象，我们可以画一些简易、清晰的示意图，将人们在书本、杂志和网络报道中看到的"睡眠过程图"呈现出来。

　　实际上，脑电波的变化是很难通过高度清晰的视觉化效果呈现出来的。在观察睡眠的过程中，以 30 秒为单位记录睡眠的各个阶段，也只是权宜之计，其实脑电波在这短短 30 秒内也会发生强有力的变动。

　　睡眠规律会因为一些非常微小的因素而发生紊乱。

　　在正常睡眠中，入睡后立刻会在睡眠初期出现深层睡眠的第三、第四阶段，也可称其为"徐波睡眠"，紧接在深层睡眠之后的浅睡眠时长比较短暂。然后快要接近黎明时，便不会再出现深度睡眠，而浅睡眠时间会变得更长。

对于那些没有睡眠问题的健康年轻人来说，这种睡眠模式是比较容易维持的。但是，患有失眠症和睡眠中途觉醒症状（半夜会醒好几次，醒来后就很难再睡着）或者"睡眠呼吸暂停综合征"等睡眠障碍的人，他们的睡眠模式就完全不同了。

假如一个人的睡眠并不是十分充足的话，在黎明时，他的睡眠里也会出现深度睡眠，这种案例也有很多。

人到了一定岁数，经常感觉难以入睡、半夜醒来后睡不着、早上醒得早（比预期醒来的时间提前两个小时以上），有以上这些失眠症状的人越来越多，伴随出现的还有血压、血糖增高等"疾病征兆"性身体异常情况。如此这般，正常的睡眠规律就更加难以养成了。

讲到这个话题，应该有很多人会想："那么，大概从多大岁数开始会出现这种症状呢？"对于这个问题，其中也存在着个体差异，不可一概而论。

有些人明明很年轻，才三十几岁，却表现出和老年人一样的睡眠模式。就算年龄增长是引发睡眠障碍的原因，但年龄增长本

身也包含着多种其他重要因素，所以很难搞明白究竟是由什么起
到了关键作用。

　　睡眠问题受到内在因素、外在因素、身体因素等诸多方面的
影响，因此，想要探究妨碍睡眠质量的本质原因，其实并非易事。

　　睡眠是相当脆弱而且极其容易紊乱的事物，其中还存在着许
多未解之谜。

在家轻松进行睡眠监测？

想要了解自己的睡眠周期和睡眠节奏的话，可以到医疗机构进行"多导睡眠图监测"。在医疗机构住上两天一夜，监测整夜的脑电波、眼球运动、心电图、肌电图、呼吸、动脉血氧气饱和度等生命体征和信号，以此判断睡眠周期、睡眠模式和睡眠的深度等。

但是，以上得到的结论仅仅能反映当天晚上的睡眠情况，因此睡眠专科医生为了把握患者平时的生活状态，会让检测对象佩戴"人体活动检测仪"，也会要求患者自己记录睡眠日志。

有些朋友想了解自己的睡眠状况，但自身的睡眠问题还没严重到要特地去医院诊断的程度，对于这类朋友，也许可以尝试使用市面上销售的人体活动检测仪。

最近，作为 wearable device——穿戴式智能设备，人体活动检测仪迅速进化发展（更新迭代）。**现在已经能够使用设备测量出心跳数的变化，从中可以得知浅睡眠和深睡眠的深度。在这之前，浅睡眠和深睡眠的深度是无法判断的。**

在美国有一家叫作"fitbit"的公司刚推出了可以 24 小时持续佩戴的手表型人体活动检测仪，款型设计很时尚，风靡一时，大受欢迎。

追随着这股风潮，目前许多地方都出现了极具时尚元素的可穿戴型人体活动检测仪。

虽然从精确角度看的话，这类穿戴式智能设备监测的数据尚不能达到专家完全认可的水准，但我认为它基本可以符合人们根据自身的活动情况把握睡眠状况的需求。

穿戴式智能设备，比如智能手表之类，能够测量一些身体活动指标。然而，因为这种穿戴设备本身兼具多种功能，对电池的持久性和充电方式的复杂性这两点问题，大家都比较关心。常用的人会灵活变通，充分发挥设备同智能手机、电脑同步使用并收集数据的优势，得以长时期地监测身体发生的变化。

近期，在市面上急剧增加的是专供智能手机下载使用的各类App。

睡觉时把智能手机放在床上，App 能通过感知就寝中身体的活动测量出人所处的睡眠状态。现在具备这种功能的 App 层出不穷。虽然如此，可在我看来传感技术还没有那么发达，因此值得信任的产品其实很少。

另外，把手机放在枕边，我们不可避免地会听到各种信息提示音，反而会妨碍到我们的睡眠，这也是使用 App 会出现的弊端。

目前的这些工具并不能正确把握睡眠模式，但未来可期，这是一个值得期待的研究领域。

以前不在医院里就没法测量血压。有了家用血压计之后，血压的测量成了身边事，为健康管理发挥了作用、提供了便利。

虽然现今使用智能手机和穿戴式智能设备来掌握自己睡眠情况的技术还处于发展中，但早晚这类设备的精确度会得以提升，任何人都可以依靠自己进行睡眠管理，很有可能为我们的睡眠改善提供有效帮助。

可以说，如果忽略睡眠管理，现代人的健康管理就无从谈起。想必在不久的将来，会有更加简易的测定方法作为标准出现。

　　当然，对于那些睡眠障碍已经给日常生活带来问题和困扰的人，以及那些已经出现症状且认为有必要认真监控睡眠动态的人，还是应该让睡眠学会的睡眠医疗认证医师进行诊断，好好接受多导睡眠图的监测。

羡慕却学不来的"短眠者"

　　不少人会认为"如果能缩短睡眠时间的话，肯定能更提高效率"。据说日本人还将削减睡眠时间理解为一种"美德"，好像因为这点，日本人对短眠者抱有相当强烈的憧憬和羡慕之情。

　　短眠者中最出名的人就是拿破仑和爱迪生，据说一天只睡3—4个小时。另外，在世界上著名的政治家、企业经营者、学者当中也有因为短眠而知名的。

　　如此一来，"短眠者＝能干的人""短眠者＝成功人士"，也许人们都抱有这样的印象。

　　首先，我想让大家知晓的是**睡眠时间的长短很多情况下都受到遗传因素的影响**。

　　例如，我们观察那些即便睡眠时间短也完全没事的人，往往会发现他们之中很多人的父母和兄弟姐妹的睡眠时间也很短。但是，仅凭这点还很难认定短眠就是遗传，它可能也会受到家人生活习惯和生活方式的影响。

令人觉得有趣的是关于双胞胎的研究。在同卵双胞胎的其中一人是短眠者的情况下，即使长大后各自在不同的环境中生活，双胞胎的另一人睡眠时间也很短暂，这种情况比较常见。只不过，这种情况是由一种遗传基因还是多种遗传基因的组合引起的，不同血统人种也不尽相同。

以前，我们调查过即使睡眠时间短也能维持健康的人亲子之间的遗传基因，发现其中一种生物钟基因存在变异现象。于是我们在小白鼠身上做了实验，在它身上复制了这种生物钟基因的变异，对它的睡眠状态进行观察后，发现与其他老鼠相比，这种转基因小鼠的睡眠时间更为短暂。

这个结论可以得出，在睡眠时间长短的问题上，不能忽视遗传因素。

有人认为，"经过有意识的训练，任何人谁都能成为短睡眠者"。可是原本就不具备短睡眠基因的人如果这么做，结果只会是堆积睡眠负债，这一点是非常值得注意的。

　　像拿破仑和爱迪生这样睡眠不足 4 小时也无大碍的短睡眠者，实际上数量还达不到全部人口的百分之一，是非常罕见的情况。

短眠会导致短命？别强迫自己！

短眠者就是指那些**即使睡觉时间很短却完全没事的人**。他们即便睡得少，白天也不会因为睡眠不足感到不舒服，不会给身心带来丝毫问题与障碍。很多人是不具有这种基因的。

无论何种调查形式统计出的平均睡眠时间，**数据结构都会呈正态分布（normal distribution）[数据分布描绘出一条山型曲线图，高峰位于中央（平均数所在处），两侧逐渐降低且左右对称]**。位于最高处的睡眠时间平均值大概在 6 小时到 8 小时之间。

不具备短眠遗传因子的人强行缩短睡眠时间，睡眠负债堆积后会导致效率低下、患病风险增高、精神上焦躁不安越发严重等，总之百害而无一利。

也许有人会说"不对，我通过自己的努力已经成为一位短眠者了"，但这类人很可能是本身就具备潜在的短睡眠基因。

我们使用果蝇进行了"随机突变"实验，用特定药物使遗传因子随机变异，培育出活动期非常久、休息期非常短暂的品种。我们发现，**大部分休息期非常短暂的变异品种，寿命也是很短的。**

但果蝇的情况无法普适于"睡眠时长"的研究结论，不能用果蝇实验得出的结果，推论人类睡眠时间长短与生命状态的关系。不过这个实验也给我们一些启发，很可能睡眠时间和寿命长短是有关联的。

要是能够通过减少睡眠时间提高劳动效率，思考一下我们这一生将会变得多么高效且时间充足。这样一想，也就能理解那些对短眠者的羡慕之情了。

可是，假如强行把自己变成短眠者其实是以削减寿命为代价的话，那就本利全无、得不偿失了。

所以不要过分抱有"只要自己努力就能成为短眠者"这样的幻想。

顺便告诉大家，爱因斯坦博士是大家公认的每天必须睡 10 个小时以上的长睡眠者。并不是短睡眠者才能成就伟大事业，这大概就是最好的证明吧。

　　另外，在体育运动员中，网球运动员罗杰·费德勒、维纳斯·威廉姆斯、玛利亚·莎拉波娃，还有"世界上跑得最快的男人"尤塞恩·博尔特，他们都是睡眠时间在 10 小时以上的著名长睡眠者。

睡眠可以调整神经元的神经线连接

在我还是个学生的时候，总会说"四中五落"。意思是指一天只睡 4 个小时、努力学习的人就能考上大学，要是睡 5 个小时，就要落榜了。"四中五落"——认为牺牲睡眠学习的人就能出成果，是属于唯心论的典型论调。

通过各种各样的实验和统计，已经证实"四中五落"只是毫无根据的民间传说罢了。

在实验中将一些人分为两组，一组在傍晚时分学习知识以及身体技能之后，就开始睡觉；另一组学习完之后不睡觉，继续保持清醒，然后观察两组人员第二天的记忆稳固程度，结果发现学习后获得睡眠的一组记得更牢固。尤其是身体技能，与之相关的记忆通过获取睡眠被进一步强化，变得更扎实、稳定。

所以，哪怕需要临时抱佛脚，也不能通宵达旦地学习，而是在大脑记住知识点之后尽量多地睡觉。

最近几年我们也已经得知，睡眠时大脑会对记忆进行整理。

浅睡眠过程中，学习时增加的神经元树突（dendrite）得以形成，但经过浅睡眠后，树突多余的分枝会被修剪，数量减少。也就是说，细胞间的联系会通过修整被强化。

冲洗掉大脑废弃物的"胶质淋巴系统"

睡眠不仅仅是休息的时间。

睡觉期间大脑中进行另一项重要工作的是"胶质淋巴系统（glymphatic）"，接下来我们一并介绍。"胶质淋巴系统"也是最近这几年逐渐被清晰认识的概念。

体内产生的老化代谢物一般通过淋巴系统聚集起来，最后通过尿液被排出体外。

那么，我们的大脑是什么情况呢？脑部的氧气消耗量很大，大脑越活跃，以 β - 淀粉样蛋白为首的功能蛋白质代谢物在脑部积聚越多。

然而，人体内的淋巴系统并不会流经大脑。取而代之的是脑部神经胶质细胞表面有一个吸收液体的管道结构系统，"脑脊髓液"通过由星形神经胶质细胞所控制的管道系统流入大脑内部，将老化代谢物冲洗掉。**我们称之为"胶质淋巴系统"**（见图1-2）

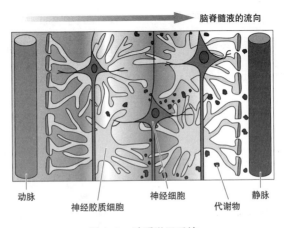

脑脊髓液的流向

动脉　　神经胶质细胞　　神经细胞　　代谢物　　静脉

图1-2　胶质淋巴系统

这个系统表明了睡眠中大脑的活动性。虽然我们醒着的时候大脑也在进行清除老化代谢物的活动，但**睡着时大脑清扫行为的活跃度是清醒时的4—10倍。**

清醒时的大脑会不断地接收各种各样的刺激，忙于处理各类活动。但睡觉的时候我们的感官会被隔绝，因此能够更加专注地清除代谢物。睡眠确实是高效清扫体内垃圾的好机会。

也就是说，睡眠不足就没有办法充分处理脑部垃圾。结果就会导致 β－淀粉样蛋白这类**代谢物逐渐在大脑沉淀堆积，增加阿尔茨海默病和神经疾病的患病风险。**

2009 年，我们的研究实验室（斯坦福大学睡眠生物规律研究所）利用患阿尔茨海默病的小鼠模型，研究得出睡眠限制会引发 β－淀粉样蛋白在脑内沉淀，并首次向全世界汇报发表了该研究成果。（见图 1-3）

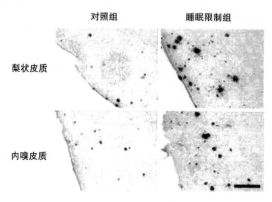

图 1-3　睡眠限制给老人斑积聚造成的影响

该实验中，经过 3 个星期的睡眠限制，患阿尔茨海默病的小鼠大脑皮质很大范围内出现了"老人斑"积聚。

大脑内部 β – 淀粉样蛋白的凝聚斑纹被称为"老人斑"。"老人斑"的显现在人类阿尔茨海默病中尤为显著，是一种不可逆的病理性变化。

但是，"老人斑"并非是因为高龄而突然产生的东西。如果年轻时的睡眠不足导致代谢物沉淀变多的话，上了年纪后出现"老人斑"的风险就会相应变大。

睡眠不足的负面影响确实会以某些我们肉眼无法看见的形态，在我们身体内部不断囤积。

缺了觉还能补回来吗？

现在仍然有很多人对补觉有误解。人们经常会说"在周末多睡会儿把觉补回来"。可惜的是，**睡眠是无法"存储"的**。

"下周会很忙，很有可能会睡眠不足，所以趁现在有时间事先多睡会儿补个觉。"

事实上这是没有作用的。

认为睡眠像预付卡一样，"已经充了值，就可以从这里扣除"，这种想法大脑和身体都不会承认。

我想有很多人都会在休假的时候比平时稍微多睡一会儿，但这并不能提前养精蓄锐，而是把已经睡眠不足的部分给补回来而已。

我们把想睡觉的欲望叫作"睡眠压",比如在通宵熬夜之后,睡眠压就会很强烈。如果不设闹钟,恐怕要比平时睡得久,这是因为身体想要弥补睡眠不足的部分。

同样地,要是连续两三天都睡眠不足的话,在之后的周末可以通过延长睡眠把不足的部分给补回来。总之是可以清偿的。

然而,连续三四周无法获得适宜的睡眠时长的话,损失是不可逆的,失去的睡眠无法恢复。**睡眠不足会慢性化发展,欠债像滚雪球一般越积越多,落得最终无法偿还的境地。这种一筹莫展的窘迫状态就是"睡眠负债"。**

但是大脑如何才能判断衡量身体只是"缺少睡眠"还是"睡眠负债"呢?是否存在代偿机制呢?这些问题目前尚不清楚。所以,怎样做才能够减缓睡眠负债,对于这个最关键的根本问题我们也不得而知。

因而,目前只能说,"无论如何,只有睡觉可以行得通了"。

如果假期睡得比平时久也没有消除疲劳,没有轻松愉悦的感觉,那么这种情况很可能是已经堆积了相当程度的睡眠不足了。

　　总是忍不住贪睡，这种情况已是患有慢性睡眠负债的征兆。我们打算着养精蓄锐，补充睡眠，在周末特意睡久一点，实际上只不过是偿还所欠巨额债务的冰山一角而已。

睡眠仍是充满谜团的领域

"什么嘛，这么说关于睡眠净是我们不知道的事啊！"如果你这么想的话，那就对了。

关于睡眠尚未明确的事还有很多。睡眠仍是充满未解之谜的领域。

无论对谁，睡眠都是关系到自己切身利益的事，尽管如此，长久以来睡眠总被看作"只不过是休息"而已，并未被当作富有魅力的热门研究领域。

人们开始重视对睡眠的研究的最大契机是 1953 年浅睡眠被发现。

我们得知睡眠过程中存在激烈的眼球运动。测量眼球运动时的脑电波会发现，此刻大脑的活跃程度和清醒的时候一样。于是这种能够看到快速眼球运动的睡眠逐渐被大家称为"REM（rapid eyes movement）睡眠"，即浅睡眠。

大脑真正处于休息状态、正式进入"睡眠模式"的睡眠（即深睡眠）和大脑仍处于活跃状态的睡眠（即浅睡眠）——为什么会存在两种不同的睡眠模式呢？这让神经科学家对此前尚未关注到的睡眠领域产生了浓厚的兴趣，也为近代睡眠研究拉开了帷幕。

在发现浅睡眠的同一时期，还有一种概念被广为提倡，即**睡眠和清醒都是由大脑的自发性活动所引起的**。现在看来这是非常浅显的常识，但在当时绝对称得上是划时代的先进理念。因为在这个概念出现之前，睡眠一直被认为是一种被动的意识消失状态，人们认为把房间光线调暗并且不发出声音，大脑会对周围的环境产生反应，自然而然会睡着。

崭新的见解成为神经科学家研究的契机，以神经科学家为首，对清醒与睡眠、深睡眠与浅睡眠的调节机制进行阐释的时机已经到来。

在那之后，人们也逐渐知到了和睡眠相关的疾病，一种叫作"睡眠医学"的科学就此产生。

睡眠的疾患和睡眠障碍，并不是特定脏器与器官的问题，不进行综合性的探讨研究是无法解释清楚的。它与其他医学领域，例如神经内科、精神科、呼吸科、耳鼻喉科、口腔科、泌尿科、心血管和内分泌科等，与各学科之间都有关系，涉及面非常广。睡眠医学研究非常复杂，涉及多方面的问题。

因此，无论是对于睡眠深度还是睡眠质量，我们目前都只能做出临时性的描述，仍然没有理解睡眠的本质。合理的睡眠时长是多久，自己的睡眠负债究竟到了什么地步，这些都尚不清楚。就算我们能发现睡眠中产生的现象，对于背后的机制仍不明了。而如果不理解睡眠障碍的机制，就算能对其症状进行一些干预，也无法完全根治。

最近这些年，虽然出现了各种各样的新发现和新见解，但是我认为关于睡眠问题，目前能明确得知的内容还不到其全部的10%。所以，睡眠仍然是一个有着众多未解之谜的领域。

如何应对鱼龙混杂的"睡眠知识"？

坦率地讲，现在流传于街头巷尾的关于睡眠的知识鱼龙混杂。其中有一些非常有意义的内容，同时也存在经不起推敲的信息。从睡眠研究工作的立场和角度看，忍不住会纳闷："究竟何出此言？这么说到底有何证据？"

网络上更是充斥着持各种观点与立场的人发表的不负责任的信息。虽然我在美国生活的时间很长，**但总感觉在日本，尤其是关于睡眠的错误信息，一直在社会上大张旗鼓地扩散着。**

睡眠与人的行为表现和健康有很大的关系，一旦将不实信息信以为真，非但人的行为效率不能提高，甚至还会有损健康。

睡眠领域尚未明确的问题还有很多，不能断言"这就是正确答案"的因素也很多，这可能给辨别信息的真伪带来了一定的难度。我希望大家千万要小心，避免被缺乏根据的信息误导。

在信息的判断上，告诉大家需要留心的几点：

①该信息是出于何种立场写出来的。

②该信息是否给出依据。（"为什么会那样呢？"）

③你想如何有效地利用该消息。

①是指该信息是从什么立场被传达的。将睡眠作为"生理学"知识讨论，与将睡眠视为"时间管理法""生活方式"的一部分来讨论，观点当然是不一样的。我们要确认一下是抱有何种立场的信息，发布消息的人或机构是谁，以及信息是否可靠。

②是指遇到对睡眠总是给予这样那样的建议，比如"这样做不可以""请这样做"等信息时，需要好好看清楚其中有没有解释清楚"为什么"，以及这种解释你是否能认同。最好不要轻易相信那些没有说明理由和根据的信息。

③是关于你自身态度的问题：你打算如何对待自己的睡眠，态度是否坚定。根据这两点，每个人对待知识和信息的方式当然也会不同。

什么样的睡眠知识更适合自己?

睡眠的基础是生理学。生理学是建立在根本性的生物体规律,如体温、激素内分泌等身体机制,以及脑神经科学等基础之上的。

在日本,关于睡眠的错误知识很多,其中一大原因在于并不具备专业知识的人在随意谈论睡眠。我认为日本睡眠方面的专业划分稍显宽松。

比方说,时间管理法和生活方式倡导者为了提高生活效率而提倡某种睡眠方式,与以生理学为基础对睡眠进行阐述,这两种阐释的最初立场就不同。首先有必要了解这一点。

以时间管理法和生活方式为出发点时,经常把个体规律和个人意见当成普适理论。

也正因为睡眠这一现象因个体差异而各不相同，无法给出"绝对标准的正确答案"，所以更容易让人们展开各种推断，进行各种阐释。

如果有人认为"虽然我能理解睡眠专家们的观点，但是我觉得自己更能适应倡导时间管理法和生活方式的人所提倡的方法，所以仍然决定成为一名短睡眠者"，这也是一种思考方式和生活方式。只要白天并没有出现过分困倦，健康也没有因此出现问题，想实践一下短睡眠也无妨。

总而言之，"你想如何有效地利用信息"，说的就是这个意思。

日本人有点过度在意"其他人一般几点睡""平均睡眠时长是多少"。其实，和他人怎么做进行比较，与解答自身的睡眠问题并没有直接关系。

你自己打算采用怎样的生活方式？为了达到这种生活方式，怎样的睡眠状态才是你所希望的呢？

必须以自己为中心主动思考。

你自己所需要的睡眠是什么——掌握睡眠知识的目的就在于解决这个问题。

从"睡眠教育"思考成人睡眠

最近，提高青少年睡眠意识的教育在各地开展起来，初见成效。

其中最具代表性的例子就是大阪府堺市开展的"眠育"，即睡眠教育。

无法获得健全的睡眠，以致生活规律发生紊乱，导致孩子逃避上学，这样的事例很普遍。留意到这个状况的中学教师开始推行此项目，向孩子们教授睡眠的重要性。

我也去参观学习了该项目。

这个项目得到了其核心人物也是实施具体指导的木田哲生正式教员，以及熊本大学名誉教授、小儿科医生三池辉久先生的大力协助，还出版了《"眠育"手册》(学事出版)。《"眠育"手册》有小学低年级、小学高年级、中学 3 个阶次，配合不同的年龄段，通俗易懂地整理了睡眠的重要性以及由睡眠不足引发的问题等内容。

自从开始进行睡眠教育，青少年不适应学校、逃避上学、情绪障碍等问题明显减少。尤其是逃避上学的现象，据说在 3 年间减少了 30% 之多。堺市开始在全市上下推广眠育。

我要特别隆重介绍的是睡眠启蒙绘本《猫介君几点睡觉？》（"眠育"地区建设推进委员会）。此书是由三池辉久先生修订、木田哲生教员和幼儿园教员伊东桃代编著、绘本作家斋藤忍所描绘的绘本。孩子们看了绘本后很容易理解熬夜为什么不好，它非常适合那些年纪很小的孩子。为了帮助孩子们从幼儿阶段就知道睡眠的重要性、养成好习惯，我认为这类绘本效果甚佳，内容就连大人都能深受启发。

"眠育"的另一个事例是在奈良县的初中、高中六年一贯制私立学校——西大和学园，这是一所东京大学和京都大学升学率颇高的学校。

这所学校以寄宿学生（不到全部学生的一成）为对象，引入"眠育"项目对他们进行睡眠指导。

学校为寄宿生开设有关睡眠的基础知识课程，提出如何做才能获得"优质睡眠"这个问题，让每个学生自己思考，并在睡眠医疗认证医师（东京慈惠会医科大学教授、太田睡眠科学中心所长千叶伸太郎老师）的指导下，编制自己的睡眠方案。

由于这个课程的开设，参与学生的睡眠意识发生了转变，与此同时，他们的日常生活态度也得以改善，给学习成绩带来了正面影响。

之前，我们的睡眠习惯获取方式都是任由每个家庭自行决定的，学校不会特地教我们关于睡眠的事。

然而，知道睡眠有多么重要后，孩子们的生活模式也会随之改变。实际感受到它的效果时，孩子们会更期待得到"优质睡眠"，对待自己的睡眠也变得更积极了。

我认为，对于大人来说，这种睡眠意识的转换也是极其必要的。企业、单位进行睡眠意识的培训也是非常可取的选择。

首先要摒弃不知不觉就削减睡眠的恶习。

为了获得对自己而言最好的睡眠方式，从今天开始，我们一起尝试养成新习惯吧。

第 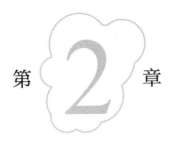 章

消除
"睡眠负债"

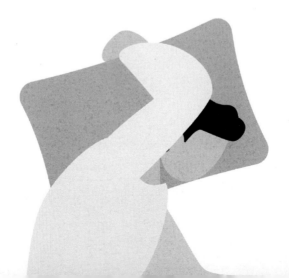

危险的 "睡眠负债"

美国人威廉姆·C. 戴蒙教授使用 "睡眠负债（sleep debt）" 这个表达方式给反复积累的睡眠不足敲响了警钟。

威廉姆·C. 戴蒙教授是我所在的工作单位——斯坦福大学睡眠生物规律研究所的创始人，已经是超过 90 岁的高龄了，依然健在。他是当今睡眠研究领域的领头羊，也是最先发现浅睡眠的芝加哥大学克莱曼研究小组成员之一。他是第一个把快速眼球运动睡眠叫作 "REM 睡眠" 的人。

"每个人都必须有一定的睡眠时长，如果短于这个时间的话，缺少的睡眠就会堆积。也就是说睡眠负债产生了"

戴蒙教授把这种情况称为 "睡眠负债（sleep debt）"，他曾经呼吁大家 "睡眠负债堆积，会在大脑和身体里出现各种各样的机

能退化现象。睡眠不足是很危险的（见图 2-1）"。这是他于 20 世
纪 90 年代就已经提出的观点。

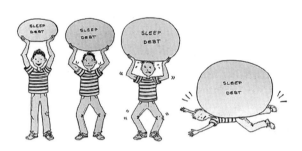

图 2-1　睡眠负债

在美国，同日本一样，"睡眠不足（sleep insufficiency）"一词
也被普遍使用。那么，睡眠不足和睡眠负债有何区别呢?

换句话说，"手头上的钱一时不够，虽然借了债，但是很快就
能偿还"是"不足"，而"接二连三地欠债，欠款不断膨胀堆积，
毫无偿还的希望，陷入一筹莫展的境地"则是"负债"。这样比
喻，应该很容易理解两者之间的区别了。

随着睡眠不足的堆积和慢性化发展，便导致人们陷入睡眠负
债的境地。

以 2017 年 NHK 的节目报道为契机，"睡眠负债"一词在日

本流行，广泛传播开来，然而，从事睡眠研究的人员很早以前就开始使用这个概念了。

　　但由于"睡眠负债"只是一种比喻性描述，意味着睡眠不足的堆积，并没有对睡眠负债这个现象本身进行定义，也没有赋予其医学上的意义，所以不同的研究人员，对于睡眠负债的认识也有细微差别。

　　然而，各方面的研究结果都已表明，**睡眠不足的堆积会增高各种疾病的患病风险，如癌症、糖尿病、高血压等生活习惯病，抑郁症等精神疾病，以及痴呆症。**"必须抑制睡眠负债扩大"在研究人员当中形成高度共识。

为时 4 周的睡眠时长实验

戴蒙教授在对睡眠负债进行说明时，会用一个他经常使用的实验结果。那是一个 1994 年进行的耗时 4 周的睡眠时间测定实验。

该实验请 8 位年轻且健康的实验对象每天在同一时间就寝，并让他们想睡多久就睡多久。实验要求他们不管睡不睡得着，都必须保证每天有 14 个小时躺在床上。然后调查受试者这 4 周之内睡眠时长的变化。（见图 2-2）

这个实验的结论说明，即使能随心所欲地想睡多久睡多久，清偿睡眠不足也要花上 3 周的时间！

最典型的一位实验对象，实验前的平均睡眠时长为 7.5 小时。到底 4 星期后他的睡眠时长会如何变化呢？

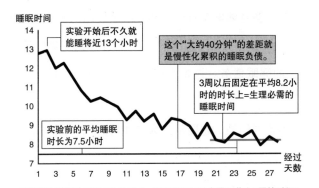

图 2-2　每天躺在床上 14 个小时,睡眠量会如何变化呢?

实验的第一天,在规定必须躺在床上的这 14 个小时期间,他有 13 个小时在睡觉。

第二天也能睡将近 13 个小时。

但是,睡眠时长逐日减少,过了大约一周左右的时候,变为待在床上有 4—5 个小时的时间无法睡着。

这种情况一直持续,直到 3 周以后,他的睡眠时间变成了 8.2 个小时,至此以后再没有减少过。最终,实验结果固定在 8.2 小时上。

通过这个实验,便可以判断出该实验对象生理必需的睡眠时间为 8.2 小时。

即使是那些身体健康且没有明显睡眠问题的实验参与者，实际上也存在大约 40 分钟（实验前平均 7.5 个小时—实验后平均 8.2 个小时）的睡眠债务。这是在自己都没有察觉的情况下累积的债务。

更不容忽视的是，想要从这大约 40 分钟的持续睡眠不足中，恢复到对自己而言最合适的睡眠时间，至少需要 3 个星期。

积压的睡眠不足是很难收回来的，所以才容易变成负债。

戴蒙教授在演讲中经常讲述这个实验，希望能引起大家的注意。

即使睡满 6 小时，身体机能也会不知不觉退化？！

还有一个实验结果能充分显示，睡眠不足会在自己意识不到的情况下不断累积。

宾夕法尼亚大学等研究团队通过实验发表了这样一个结果，"连续两周每天睡 6 个小时，集中力和注意力会衰退到和通宵两夜后几乎相同的水平"。

大家应该都能清楚地感受到通宵两个晚上后，大脑会因疲劳和困倦而 "死机"。然而，在这个实验中，连续两周保持 6 小时睡眠时长的小组成员却无法察觉自身的疲劳和效率的退化。

在连自己都无法察觉的过程中，不知不觉堆积下去，这就是睡眠负债的可怕之处。

不知不觉中，欠款像滚雪球一般不断增长、膨胀下去，等发现的时候已经于事无补了，甚至精神上会被逼到走投无路的境地，身心俱疲。

"我每天睡足 6 个小时了，没问题的。"对此深信不疑的你，真的会没关系吗？

由于身体所需要的生理性睡眠时间因人而异，所以无法绝对地说睡 6 个小时太少了。但是，很多**失误、事故还有再也无法挽回的失败，确实是在自己没有察觉到危险的时候更容易发生。**

开长途卡车和深夜巴士的驾驶员因疲劳驾驶造成事故，由于不规律的工作时间导致慢性睡眠不足，致使事故频发，此类案例屡见不鲜。

历史上有诸如切尔诺贝利核泄漏事故、挑战者号航天飞机灾难等，据说都和工作人员的睡眠不足有很大关系。

能使死亡率最低的睡眠时长是……?

人类必须保证一定的睡眠时间。那么,这个"一定的睡眠时间"是几小时呢?

关于睡眠的结构和机制,尚未清楚的事情还有很多,所以我们会用流行病学(通过群体的现象,研究疾病发生的原因和影响的学问)的调查结论加以参考。

2002 年,加利福尼亚大学圣地亚哥分校的研究团队在保险公司和美国癌症协会的协助下,以 110 万人为对象进行了流行病学调查并公布了调查结果。110 万人是极具规模的调查,在当时成为媒体的热门话题。

该调查得出了一个结论,即"在美国,无论男女,平均睡眠时长为每天 7.5 个小时"。当然,数据中肯定会存在不均衡的情况。有人只睡三四个小时，也有人睡 10 个小时以上。不过，调查数据是以平均值 7.5 小时为最高点呈正态分布的。

这个调查团队历时 6 年之久，对群体进行跟踪调查，同时也调查了睡眠时长和死亡率之间的关系。**由此得知死亡率最低的是睡眠时长在每天 7 小时左右的人（即 6.5 小时以上，不满 7.5 小时）。**

睡眠时长短的人，比如每天只睡 3 小时，其死亡率会比 7 小时左右睡眠时长的人高出 1.3 倍。另一方面，睡眠时间长达每天 7 小时以上的人，其死亡率也会上升。

事实上，与此相同的调查结果在日本也出现了。

名古屋大学的研究历时 10 年之久，对大约 10 万名年龄在 40—79 岁之间的男女进行了跟踪调查，结果发现男性的平均睡眠时间为每天 7.5 小时，女性则为每天 7.1 小时。

总结以上结论得知，**10 年后死亡率最低的人群是睡眠时长接近 7 小时的人。**而睡眠时长低于或超过 7 小时，死亡风险都会随之增高。

理想睡眠的 3 个条件

我经常会被问到: "要是睡眠负债已经堆积了的话, 该如何消除呢?"

对此我的回答其实非常简单: "除了'睡觉'以外别无他法!"

睡眠负债只能通过睡觉消除。欠下的睡眠债务当然只能用睡眠进行偿还了。

然而, 现代人无论是谁都过着忙忙碌碌的生活。就算想多睡会儿, 也难以抽出时间啊。

因此会转而想至少得提高睡眠的 "质量"。于是开始寻求 "为了获得优质睡眠该如何做" 之类的信息, 或购买标有这类销售词句的睡眠相关商品。

的确，睡眠的质量至关重要。即使睡足了时间，却出现困倦、未完全释放出睡眠压力、无法消除疲劳之类的现象，这可不叫睡得好。能够有高质量的睡眠很重要，毋庸置疑。

那么，只要睡眠质量得到提高，即便睡眠时长短一些也没关系吗？

根本没那回事。

如果不睡足一定程度的时长，睡眠负债仍然不会得到改善。**"量"和"质"，无论哪一个都必须被确保。**

为了获得理想的睡眠，满足以下 3 个条件非常重要：

1. 量（时间）要充分；

2. 睡眠质量要高；

3. 能够爽快地醒过来。

首先是睡眠时间的确保。一忙起来就缩减睡眠时间，忙过之后又打算还账，抱着这种想法的人尤其需要将这点牢记在心中。**要养成习惯，优先保证睡眠时间。**

每个人所必要的睡眠时间各不相同，但是**可以暂且把七个小时作为大致的指标**。如果认为自己原本就是短睡眠者或者长睡眠者，请考虑自身的睡眠状态酌情增减睡眠时长。

虽说睡眠质量难以测量，但睡眠满意度却可以清楚地显示出来。

这是通过清醒时的爽快感觉来判断的。

你是否有过这样的情况，哪怕是短时间的午睡和打盹儿，醒来时也感到非常的神清气爽。

如果清醒时感到很舒服轻松，说明获得了 "睡得真舒服" 这样的满足感。**爽快地清醒可是睡眠相当重要的一点呢。**

所以，不妨将睡醒后感到神清气爽作为衡量 "香甜熟睡" 的标准，准备好一个通往高质量睡眠的睡眠环境。

比起时间段，"最开始的深睡眠"更重要

　　提升睡眠质量有诸多因素。例如：身体原本的生物规律、卧室的光线和温度、与寝具的契合度……有数不清的注意事项，但其中最需要注意的就是**"把握好刚睡着时最开始的深睡眠阶段，尽可能加深最初的睡眠"**。

　　我将这个过程命名为"黄金90分钟"，在我的上一部著作《斯坦福高效睡眠法》中做过充分阐述。有的人睡眠周期并非为90分钟，但不管是80分钟还是120分钟为一个睡眠周期，总之入睡后不久出现的深睡眠是实现最佳睡眠的关键所在，意识到这点至关重要。

　　为什么最初的深睡眠很关键呢？

睡眠肩负着各种使命。

其中之一便是"调节激素的平衡"。

睡眠中，"生长激素"的分泌更加活跃。生长激素不仅仅只有孩子会分泌，成人也会。虽然随着年龄的增长，生长激素的分泌量会逐渐减少，但仍处于分泌状态。

生长激素在细胞增殖、促进人体的正常新陈代谢等方面起到关键作用，是抗老化的强力伙伴。不仅"能睡觉的孩子长得快"，同样地，"能睡的大人不易衰老"。

专门针对女性的美容报道中会写道：生长激素在晚上 10 点到凌晨两点（也就是所谓的灰姑娘时间）之间会大量分泌。但实际上和具体哪个时间段没有太大关系，70% 到 80% 的生长激素都是在入睡后随即出现的深睡眠过程中分泌出来的。

因此，就算在"美容觉"的时间段入睡，如果睡着后没有出现深睡眠，生长激素也不会充分地分泌出来。

如果有了最初的深层睡眠，也更加容易调整之后的睡眠规律。

在入睡最初的 90 分钟内出现深层睡眠，如果能获得这种正常模式的睡眠，不仅可以分泌上面提到的生长激素，还能让副交感神经占据主导地位工作，调节自律神经的平衡，并且可以顺利清除大脑废弃物，使免疫功能更具活性。

　　另外，最近也有研究报告显示，**在入睡后不久出现的深度睡眠状态下，信息会从大脑的海马区转移到大脑皮层中，记忆因此被保存了下来。**

　　同时也有研究报告显示，深度睡眠时大脑可以消除糟糕的记忆。

　　不论在生命的哪一个阶段，睡眠都会发挥相应的作用，是极其重要的存在。但如果要问首先应该确保什么，那么最应该保证的是开始入睡时的深睡眠。刚睡着的阶段是最关键的。

如何避免 "醒后迟钝"？

在正常的睡眠模式中，睡眠进程的前半部分容易出现深层睡眠，后半部分也就是黎明时分不会出现深层睡眠。

到了清晨，大脑会释放出一种叫作皮质醇的应激激素，这时体温开始上升，为大脑清醒和重启做准备。由此，浅睡眠的时间会变得更长。

处于较浅的深睡眠和浅睡眠中，人更容易被唤醒和起床，醒来后会很舒服。

而深度睡眠阶段是大脑关闭开关进行适应和调整的时期，这一阶段人很难唤醒，即便醒来状态也会不佳。

醒来后却感到大脑一片空白完全无法转动，我们把这种状态称为 "醒后迟钝（sleep inertia）"。如果在深度睡眠过程中被迫起床，而且经常这样做的话，就会出现醒后迟钝。

比如，早上被家人唤醒时好像迷糊间做出了一些应答，然而自己并不记得，这种情况就属于醒后迟钝。此时大脑无法顺利切换至清醒状态，呈现出心不在焉、发呆的样子。

清醒时状态不佳的原因有：第一，**严重睡眠不足，睡眠负债债台高筑导致身体物理性地乏力、混沌**。

第二，**睡眠模式紊乱**。睡眠的后半期——黎明时分才出现深睡眠，如此，起床后的状态会相当糟糕。

虽然在患有某些睡眠障碍时，也会表现出清醒状态不佳，但其实这也是由于睡眠模式紊乱造成的。按照原本的生理节律，清晨的睡眠阶段开始为起床做准备。睡眠模式一旦紊乱，身体就无法遵循正常的生物规律。

为了能够爽快起床，最关键的还是要在睡眠的最初阶段进入深度睡眠，顺利释放出睡眠压力。只有这样，后半程的睡眠模式才容易趋于正常。

在怎么也睡不着的时候

"翻来覆去怎么也睡不着真是太痛苦了……"

无论是谁都会有这种经历吧。

我们把临睡前的这段时间称为 "入睡潜伏期"，究竟无法入睡到何种程度才会让人切实感受到自己 "睡不着" 呢?

关灯闭上眼睛后超过 15 分钟还未睡着，就开始有点儿感觉到 "睡不着" 了。当这种状态持续 30 分钟后，就会因 "无法入睡" 这件事感到相当烦躁。

"我怎么也睡不着。" 许多如此控诉失眠问题的人，都有一种行为倾向，即习惯夸大自己感觉无法入睡的时间。然而实际时间并没有那么长。

例如，实际上只有 20 分钟无法入睡，却说超过了 1 小时。

总想着"还是睡不着、还是睡不着",会更加神经质,"睡不着觉"就成了强大的精神压力,属于"焦虑症"引发的失眠症状。

睡不着的时候就不要勉强自己去睡觉,这点至关重要。

通常,经历了一整天的活动之后,晚上身体会感到疲惫,此刻的睡眠压力高涨。因为睡眠压力增强,此时入睡会自然而然地进入到最初的深层睡眠。在深层睡眠阶段睡眠压力一下子被释放出来。"好想睡觉"的欲望也就得到了满足。

明明不困却非要强迫自己睡觉,这样做是不会自然而然地进入睡眠的。睡眠压力不太强烈的话,就算睡着了也难以进入深层睡眠的周期循环。还很可能很快就睡醒,无法形成健康正常的睡眠模式。

如果感觉睡不着觉,可以暂时离开床铺,喝一点不含咖啡因的饮品,或者听一听有舒缓情绪、催眠作用的音乐。务必注意,不要玩手机,也不开过于明亮的灯。

那么,躺在床上后多久睡着称得上容易入睡呢?

我认为 10 到 15 分钟左右最妥当。

经调查得知,年轻一代尤其是十几岁和二十几岁的年轻人,入睡速度相当快。有的甚至只需要一到两分钟就直接进入梦乡。

人随着年龄增长,入睡所需的时间会变得稍微久一些。

年轻健康又没有睡眠烦恼,清醒时神清气爽状态佳,那当然是很不错的。可是,**年纪超过 35 岁还能够"秒睡"的人就需要稍加小心了。**

有些人认为,"自己很容易入睡""不管在哪儿都能立刻睡着"是优势,但他们之中有相当多的例子告诉我们,其实他们的睡眠负债早已债台高筑、堆积过多,导致大脑一直处于疲劳困倦的状态,再不注意的话后患无穷,负面影响不知道哪天就会在身体里爆发出来。

顺便说说我自己的情况,我经常在临睡前看看书之类的,看着看着就那么睡着了,从躺上床开始直到入睡,大多只要 10 分钟就可以了。

找到只属于自己的"最佳睡眠时长"

"自己必需的睡眠时间是多久？"为了得到答案，首先请尝试记录现在的睡眠时间吧。

我认为使用人体活动检测仪和智能手机 App 很有效果。

不过，自己记录数据，再怎么认真往往也容易变得主观。比如一不留神忘记记笔记了，之后再根据那一点点仅剩的模糊记忆随便写一写，这些都是造成数据欠缺精准的原因。

如果让那些患有睡眠障碍的人自己汇报睡眠时间，其中有不少人的记载会与事实相去甚远。因为他们感到的自己"一直睡不着"的症状比实际情况要严重得多。

也有人会对睡眠状态做虚假记录。

有的高中生白天无精打采，上课的时候犯困，完全没法投入课堂学习。按照他本人的陈述，夜里是正常睡觉的。为了获取该学生的睡眠脑电波，让他住进医院进行监测。于是我们发现，他会在半夜连续玩好几个小时的手机游戏。这才是导致他白天犯困的原因，然而他本人完全没有意识到这一点，所以之前才告诉医生自己睡得挺好。

通过检查这位学生的睡眠脑电波，还发现一些异常现象，即发作性睡病（narcolepsy），这是一种代表性的嗜睡症，其特点就是入睡后会立即出现浅睡眠。在极度的睡眠不足和生物钟紊乱的情况下，就会出现这种一般不常见的发作性睡病。

与本人准确性欠佳的自我陈述和记录不同的是，配备了简易睡眠测量装置，就会降低信息不准确和忘记记录的情况。

虽然测量装置对睡眠时间和睡眠效率（实际睡着的时长和在床上躺着的时间之比）等数据的测量精确度让人不敢恭维，但大致的睡眠时间和睡眠时机还是可以如实测量出来的。

睡眠测量装置还可以进行持续的记录。如果获取了两个星期左右的睡眠数据，就可以清楚观察到自己平时的睡眠模式了。

在无须设置闹钟的假日里，请大家随心所欲地尽情睡觉吧，直到自然醒。到底我们的身体需要多少睡眠呢？

仅凭一个晚上的测量结果，我们很难寻求这个问题的答案，所以我建议大家最好多设置几天可以"随心所欲睡到自然醒"的日子。

要是假期时睡眠时长比平时多出了两小时以上才能自然醒的话，说明你已经堆积了相当多的睡眠负债。那就请你以后每天都有意识地多睡 30 分钟。

如此坚持 3 个月，并且假期的时候还是想睡多久就睡多久。请回忆一下之前章节中提到的实验结论，即便只有 40 分钟左右的睡眠不足，想要恢复到正常睡眠也要花上 3 个星期。虽然恢复正常睡眠绝非易事，但平时也可以注意一点一点地缩减睡眠债务，逐步调整平时的睡眠时长。

当睡眠时长越来越接近你的合理数值时，大家应该能够逐渐真切地感受到清醒时的良好状态以及白天行为效率的提高。

究竟我们应该睡多久呢？这个问题我们不应该向外界寻求答案。

"其他人一般睡几小时？"我们不应这样拘泥于和别人比较睡眠时间的长短，而是要认真倾听来自自己身体内部的声音。

属于自己的"最佳答案"只能靠自己探索。**自己必需的睡眠时间，此答案只存在于自己的身体内部。**

午睡的秘诀在于"下午 3 点以前，控制在 30 分钟以内"

最近，所到之处都有人在推荐午睡。

为什么现在人们开始重新审视午睡了呢?

我想还是离不开睡眠负债的影响。

如果在夜里获得了充足睡眠，白天是没必要午睡的。但是现在的整个社会，慢性睡眠不足的人急剧增长。

在这种现状下，**脑电波和认知机能的监测数据也证实了小睡片刻后人的行为效率确实有所提升，**因此午睡也就开始备受推崇起来。

虽然依靠午睡并不能从根本上解决睡眠不足，却也是补充睡眠的一种对症办法。这也正是最近强调午睡作用的原因。

在美国，把通过短时间小睡提高行为效率的行为叫作"充电小憩（power-nap）"。"nap"表示瞌睡和打盹儿的意思，和"power-up"合成后构造出新词"power-nap"。它恰好表达出了现代人对睡眠不足的深切感受，如今已经成为通用的英语词语。

如何让充电小憩更有效果的秘诀也在社会上广为流传，宣传势头强大，例如小睡时间以20分钟左右最为适宜，睡觉姿势如何才最好之类的。

在日本，我曾经听说一些学校和企业引入了短时午睡的制度，以至学生和员工下午在课堂和岗位上态度确实变得更积极，成绩也得到了提高。

厚生劳动省主导的"以创造健康为目标的睡眠指南2014"，当中也提到了关于午睡的建议："下午3点以前，控制在30分钟以内的短时间睡眠最为理想。"

之所以建议午睡尽量不要超过30分钟，是因为再继续睡下去的话，就会进入深层睡眠，清醒时容易产生醒后迟钝。另外，在傍晚时分长时间睡觉，睡眠压力会减轻，以致到了晚上毫无睡意，使就寝时间延迟，导致夜间睡眠的最初阶段很难出现深睡眠循环。

说到底，午睡也只是打盹儿片刻，目的是让大脑暂时休息一会儿、恢复疲劳。不要睡太久，这是充电小憩的关键之处。

利用地铁上睡觉和睡回笼觉的机会

到访日本的外国人对日本感到不可思议的事情之一，就是日本人经常在乘坐电车时睡觉。有人认为这显而易见地表现出日本的商务人士有多么严重的睡眠不足，也有人认为即使在电车里酣睡也不会引发盗窃事件足以见得治安良好。

我还曾经被这样问道过："我在网上看到过一篇报道，题目是《不可以在回家的电车上睡觉》。因为我自己在电车上睡觉是常事，所以看到这个报道的时候大吃了一惊。果然在电车上睡觉还是不太好，对吧？"

我觉得，很可能这篇报道的观点立场，是认为在回家的电车上睡觉会影响夜间睡眠。

的确，过了傍晚再打瞌睡有很大的风险，有可能给夜间睡眠带来弊端。

只是，在回家的电车上睡一觉也不失为和睡眠不足之间保持平衡的方法。

原则上，最好能在夜里好好睡觉，不要使睡眠不足堆积起来。如果你能在其他时间不打瞌睡，那是再好不过的了。

但这在现实情况中是基本无法实现的，我们仍然会犯困。要是这样的话，如果运气好能在回程的电车里找到座位，打个小盹儿也挺不错。

对于在电车里小睡，结果到了夜晚睡不着的人，最好还是避免在车上打盹儿。但也有人感觉置身于摇摇晃晃的电车当中，迷迷糊糊打个盹儿，一身疲惫能稍微治愈一些。

犯困时，正是身体需要睡眠的的时候。

周末需要睡懒觉正是睡眠不足已经在身体内部堆积的证明。同样地，在电车里睡觉也是睡眠不足的表现。对于睡眠不足的部分，我们应该在什么地方、如何进行补充呢？

把在上班的电车里睡觉当作一种充电小憩，我觉得绝非坏事。

睡回笼觉也是相同的道理。

经常有人说"不可以睡回笼觉"，但是**比起回笼觉的好坏这个问题，更需要关注的应该是"平时是怎样的睡眠状态，才会导**

致身体需要睡回笼觉"。

　　无法爽快地起床，就说明身体渴望睡眠，也就是说睡眠压力的释放并不充分。基于这种考虑，如果能好好睡回笼觉的话，我想睡眠质量也能得到提升。

用"时间窗闹钟"找到最佳起床时机

清醒时状态好的话，对睡眠的满足感就比较高。也就是说，当闹钟第一次响起却没能爽快地起床，很可能在整个睡眠循环过程中，此刻并不是清醒的最佳时机。因此，可以再稍微多睡一会儿，直到能痛快清醒的时机到来。在深度睡眠时起床，很容易出现醒后迟钝。

在浅睡眠阶段人比较容易清醒，特别是浅睡眠的刚开始和快要结束的时候。早上浅睡眠时间会变得比较长，照道理来说容易清醒的时机也增多了，没能一下子痛快起床很可能是时机不对。

所以，可以预估一下睡眠模式变化的时机，然后空出大约 20 分钟的时间间隔。那样的话，顺利转移到痛快清醒状态的概率就高了。

我将这个办法命名为"时间窗闹钟"。

重点是，一定要让第一次的闹钟叫醒任务提前执行，可以将闹铃时间设定在必须起床的前 20 分钟或者半小时。只是这种办法并不适合那些被第一次的闹铃叫醒之后心有不甘的人，心里还想着"明明还能再睡 20 分钟的呢，这也太可惜了吧"（关于"时间窗闹钟"请参照本书 216 页）。

最近，许多人会把智能手机的闹铃功能当作闹钟使用，其中有一种"Snooze 功能设定"，在数分钟的时间间隔内会重复响铃好几次，**此功能却对彻底清醒没有好处**。在睡得比较沉的状态下，连续被闹钟打断好几次，心情不可能会好。而且，知道闹钟会响好几次会使人安心，我们容易逐渐习惯这种放心的感觉，那作为闹钟它的叫醒效果就不会太大了。

与其设置"Snooze 功能"，不如干脆睡个回笼觉更好。

如果通过日间小憩，打盹儿 20 分钟左右能让大脑会变得神清气爽的话，那么早上的 20 分钟回笼觉不正是一种有效的瞌睡吗？

向古人学习"分割睡眠法"

现在无论成人还是小孩都存在睡眠不足的问题，考虑到这个现状，我认为努力抓住一切能睡觉的机会好好睡觉的观念，今后会越来越重要。

那么，回笼觉多睡 20 分钟，午觉睡 20 分钟，把所有碎片化的睡眠都加起来，能否说"睡眠时间足够了"呢。

很遗憾，事情并非如此。

在一定的时间里重复数次深睡眠和浅睡眠周期，我们把这种睡眠叫作"主睡眠"。**如果主睡眠无法得到保证，睡眠就无法发挥作用胜任各类任务。**

虽然碎片化睡眠会给予大脑和身体一定的休息时间，但是最好还是努力保证主睡眠。

现代社会睡眠不足问题的根源在于我们的社会正向夜型社会推移，更进一步说，甚至在向 24 小时全天无休型社会推进，这种迅速的社会转变带来的影响，便是睡眠不足的根源。

在人工照明出现之前，人类是没有熬夜习惯的，日落而寝是理所当然的事。

但是，天黑了就先睡一觉，半夜起来活动一会儿又继续睡，这种习惯在曾经的欧洲是存在的。这就是所谓 "多相性睡眠" 和 "分割睡眠"，即把睡眠切分开，分时段获取睡眠的一种睡觉方法。尤其是在纬度较高的北欧等地域，冬季的黑夜时间特别长，不得不采取分割睡眠时间的方法来睡觉。

总睡眠时长以 7 小时或者 8 小时为好，这种认知是在人工照明普及之后才逐渐形成的。

它并非人类历史上的古老见解。

虽然分割睡眠应该根据不同个体的生活规律和个人喜好来实施，但是在现代社会，分割睡眠也许正再次以一种有效的睡眠技巧重被重视。

我曾经阅读过一则报道，报道中黑柳彻子针对睡眠获取方式进行了如下阐述。

据说黑柳彻子过去一直会为了工作熬夜到很晚，提前做功课和预习，然而随着年龄增长渐渐变得力不从心起来。于是，她晚上 10 点时先睡一觉，半夜两点左右起来学习、背台词、洗澡，直到早上 5 点左右再睡一觉，最后上午 10 点起床。当调整为这种生活方式后，她整个人的状态非常好。

这就是我们讲的分割睡眠。

提前小睡一段时间，能够提高效率记忆台词，然后继续睡觉，对于记忆的稳固也有好处。

对于老年人来说，分割睡眠也是非常合适的睡眠方法。年纪大了是很难保持长时间睡眠的。如果从一开始脑子里就培养"分两次睡觉也不错"的意识，就不会因为睡眠中途醒来而烦恼了。可以说，这也是今后发展为超高龄化时代的一种睡眠智慧。

生物规律永远是最重要的

无论如何，请大家不要忘记昼夜的自然节律，这本就是人类最应该重视的事情。

睡眠本质上是基于生物规律而去理解、把握的事物。在周末多睡一会儿也好，在回程的电车里打个瞌睡也好，早晨睡个回笼觉也好，从遵循生物规律的观点来讲，并不应该过分推崇。

然而，在当今"不睡觉"的社会中，存在一个根本性的问题——睡眠不足的慢性化。即便我们常说"不可以这样做""不可以那样做"，但基本的现实问题就是睡眠不足。人类的身体正在渴望更多的睡眠。

如果目前所处的条件无法从根本上解决睡眠不足，那么如何通过分割睡眠时间以获得更多质量的睡眠，同样也很重要。

我们的睡眠观念和对睡眠的认识必须与时俱进，在不断更新认知的过程中找到最适合自己的睡眠风格。

那么，"不能打乱生物规律"这一观念中的"生物规律"究竟是什么呢?

现代人往往会将"生物本具的生物规律"抛之脑后。

下一章节，我们就来讲一讲生物规律和睡眠之间的关系。

第 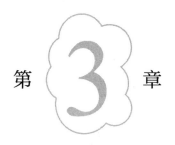 章

生物规律
是熟睡的关键

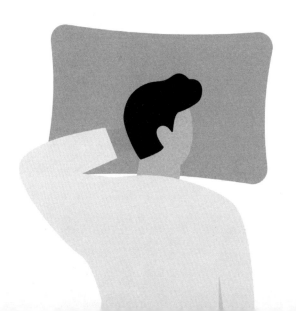

无处不在的"生物规律"

人类的大部分生理机能，基于呈周期性变化的"生物规律"。

血压，脉搏，呼吸，体温……所有都有其规律，激素的分泌、肠道的活动等也有其规律。身体正是由这些规律的组合而进行活动。

规律被打乱时，生理机能被阻碍，健康和生活就会受到影响。

睡眠和觉醒，也是由生物规律引发的机能变化。

关于人体的生物规律，比较容易感受到的是遭遇时差问题。海外旅行或者海外出差时身体状态紊乱，就是由于生物规律因时差而突然失常导致的。

那么，身体到底都有什么规律呢？

与人的生活和健康最密切相关的，是"昼夜节律（circadian rhythm）"。

昼夜节律是以一天为周期，即大概 24 小时为周期的规律。这是生物为了适应地球自转而获得的生理系统，睡眠和觉醒的规律，血压，体温，激素的生成和释放等，都是根据昼夜节律而形成的。

比昼夜节律更短的周期是"**超昼夜节律（ultradian rhythm）**"。

以一分钟为周期的心跳，呼吸，肠道蠕动等；由数十分钟到数小时不等为周期所形成的规律；由浅睡眠和深层睡眠构成的 90 分钟左右的睡眠周期（因人而异有相当大的差异），也是超昼夜节律。

"**月节律（circalunar rhythm）**"，是以月亮的盈亏（大概一个月）为周期的规律。

比如女性的月经周期正是如此。再比如，就像珊瑚在满月之夜产卵一样，生殖系统大多与月节律有关。

还有"**年周节律（circannual rhythm）**"。

鸟的迁徙，植物的花开，动物的冬眠等，是以一年为周期的规律。人的情况也是，到了冬天会产生抑郁状态，即"季节性感情障碍"，这也与年周节律有关。

不仅是人类，凡是在地球上生活的生物，都是依靠生物规律使体内具备与周围环境协调共生的机制，因此适者生存，得以进化。

　　这些规律，是被大脑中下丘脑这一进化较为完善的区域控制。这种规律一旦打破就会影响生存状况，所以为了避免生物规律被诸如气象变化等因素轻易打乱，生物体内都有其坚实的系统来保持规律的稳定性。

　　关于睡眠和觉醒，也有必要从生物规律的视角来看待。

光线能校正人体的生物钟

以一天为周期的**昼夜节律**，是掌管大多数生物生命的基本规律。

生物是如何把握"一天"的呢？

这是因为他们各自都有固有的"生物钟"。

人类的生物钟的中枢，位于大脑下丘脑的"视交叉上核"（见图3-1）。

遗传基因研究表明，我们身体内的大部分细胞都带有"时钟遗传基因"。这种遗传基因可以调节人体生物钟的速度，有时加快，有时减缓，使其趋近24小时的节奏。

除了大脑之外，身体的其他脏器和器官也有能够把握规律的生物钟。

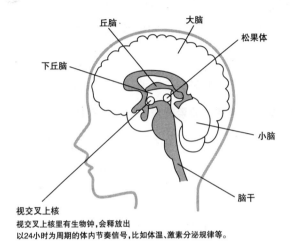

视交叉上核
视交叉上核里有生物钟，会释放出
以24小时为周期的体内节奏信号，比如体温、激素分泌规律等。

图 3-1　生物钟的中枢，"视交叉上核"

视交叉上核的生物钟，也叫作主时钟。它控制着身体各部末梢的生物钟。

虽然昼夜节律是伴随地球自转的，大约以一天为周期，但它与自转所需的 23 小时 56 分 4.1 秒并不完全吻合。人类的昼夜节律通常比 24 小时长，并且因人而异。

对人类的实验中很难完全排除光的影响，所以很长时间里我们不知道精准的昼夜节律周期，但可以得知的是，人类的平均昼夜节律是 24.2 小时左右。

假设体内的昼夜节律周期与地球自转时间一天有 12 分钟的偏差，一个月以后就会产生 6 小时的偏差。这样会造成昼夜颠倒的感受。

因此，就需要生物钟有主动调节偏差的功能。

调节偏差最重要的要素就是光——特别是日照。

早晨醒来，视网膜感受到太阳光时，"早上到来了"的信息被传达到视交叉上核，体内主时钟便会得到修正。

然后，视交叉上核会向身体各个部位的生物钟发出复位指令。

看一看那些刊登着良好睡眠指南的读物，会发现这样的内容——"醒来后接受阳光的照耀""起床后，拉开窗帘，沐浴在清晨的阳光中吧"。这正是因为通过识别太阳光，可以校正设定人体生物钟。

阻碍睡眠激素"褪黑素"分泌的人造光

生物钟的调节与各种激素以及神经传达物质有关。在与光线有关的调节中，"褪黑素"是承担着重要作用的激素之一。

色氨酸是一种必需氨基酸，它被合成为神经传达物质血清素，血清素再由松果体被合成为褪黑素。

褪黑素通常在夜间合成，由于不能储存，生成后会立刻被释放出来。

如果褪黑素在血液中的浓度升高，体温便会下降，人体就会产生睡意。也就是说，**褪黑素分泌后，人体会自动调整进入睡眠状态。**因此，褪黑素也被称作"睡眠激素""促进睡眠的激素"等。

褪黑素有一种特性，即受到光的刺激，褪黑激素的分泌会受

到强烈抑制。

清晨，当感受到光照时，视网膜中一种叫作"黑视蛋白"的接受体会给视交叉上核发出"天亮了啊，到早晨了"这样的信号，该信息被传达到松果体后，便会抑制褪黑素的分泌。

顺便说一下，"黑视蛋白"最初发现于 1998 年，是"与视觉无关的光感受性接受体"（也就是第三光感受性接受体）。它存在于人类的视网膜中。鸟类的松果体存在于头皮下方的位置，而黑视蛋白也存在于松果体中，据说在候鸟迁徙的时候起到感知方向的作用。

褪黑素的合成受光线明暗的影响，而且由于它的分泌调节着生物钟，所以是影响睡眠和觉醒规律的重要激素。

对光线明暗影响最大的是太阳光。这里太阳光指的并不是晴天与否，而是指昼夜的区别——早晨太阳升起，晚上太阳落山、天色变暗的这种变化。

曾经，人们认为影响生物钟的光只有太阳光，而现在已经明确知道，人造光也会对生物钟产生影响。

在原本不该有强光照射的夜晚，一直让自己沐浴在明亮的灯光下，会引发褪黑素合成障碍，造成人们即使到了睡觉时间，还持续保持清醒的状态。

这就与"入睡难""睡眠浅""早晨起不来"这些睡眠障碍有关。夜间的人造光照射不仅让人很难进入睡眠模式，生物钟也会做出"白天仍在继续"的错误判断，进而导致生物规律紊乱。

夜晚明亮的环境，现代人盯着手机、电脑显示屏直到深夜的生活方式，极大地动摇了人体原本的生物规律。

让蓝光从"睡眠克星"变成"睡眠助手"

最近人们常说,"接受蓝光的照射不太好"。

所谓的蓝光到底指的是什么呢,为什么会被当作是不好的事物呢?这里稍做一下说明。

我们肉眼可见光的范围里,根据波长的不同,可视光线的颜色看起来会不一样。

蓝光指的是,可视光线(380~780 纳米)中**波长最短的蓝色系的光**。其波长大约是 380~500 纳米,接近紫外线,具有很强的能量,是一种很容易到达视网膜的光线。

与此相比,长波长的暖色系光(黄、橙、红,越接近红色光波长越长),更容易被角膜和晶状体吸收,所以一般认为暖色系光很难到达视网膜。

太阳光中均匀地包含着所有波长的光。当然，其中也包括蓝光。

日光灯中有冷色系色调和暖色系色调，无论哪一种都含有蓝光。

但是，太阳光和日光灯中的蓝光并没有过多地被人们批判。在 LED 广泛普及之后，人们才开始关注蓝光带来的影响。

LED，并不像太阳光和日光灯那样由各种波长的光组合而成，而是蓝光区的光占比非常高。

由于经济且效率高，LED 得到了迅速的普及。LED 照明，电视机的液晶显示器，电脑显示器，便携游戏机以及智能手机等，一下子渗透到我们的生活中。

而后人们才知道到，LED 照明含有大量的蓝光，其光线对我们身体的规律有着很大影响。

现在已经明确，夜间照射大量的蓝光，会刺激到黑视蛋白，进而阻碍褪黑素的合成及分泌。

"晚上玩手机到深夜，就睡不着了"，正是因为这个原因。

但是，这也不完全是蓝光的影响。**深夜操作数码产品，视觉和大脑持续活动，大脑的过度紧张状态得不到放松，也是导致睡不着的原因。**

我认为，如果根据蓝光的特性进行使用，蓝光绝对不是坏东西。

虽然光的照射时间、波长、发光强度等会对生物规律产生影响，但是其中**最重要的就是照射时间和时机**。根据光的照射时间不同，**昼夜节律**时而向后，时而向前不断变化着，这被称作"相位响应曲线（phase response curve）"。

白天照射蓝光，能提高清醒度。

沐浴清晨的阳光，其好处不仅在于可以复位生物钟，也可以让人尽快地清醒。这是因为太阳光中的蓝光起了作用。

另外，白天在难以照射到阳光的环境里，如果得到蓝光的照射，也会有提神的作用。**蓝光也可以用来调整时差。**

在恰当的时机照射蓝光，则可以起到调节体内紊乱节律的作用。因此不要随意把蓝光当成不好的事物来看待。

另外，关于"蓝光对视网膜有害"这一说法也是众说纷纭，但是目前阶段，**还没有确凿的证据证明蓝光对眼睛有害。**

"深部体温"——熟睡的关键

说到生物规律和睡眠，还有一个不能忽略的就是"体温变化"。

人类是恒温动物，会保持一定的体温。不容易受外界温度的影响。比如说，即使进入超过 90℃ 的桑拿房，体温也不会急剧上升。

人类的身体会通过脂肪和肌肉来隔热，在维持生命的基础上**具备使身体保持稳定状态的功能，被称作"体内平衡（生物恒常性）"。**

基本上，体温是通过"热生成"和"热释放"来控制的。

比如，感觉到寒冷的时候，皮肤的血管开始收缩防止释放出热量，并在体内产生热能；感到炎热时，则扩张血管，通过出汗来散发热量。

为了不让生命受到危险，维持生物恒常性的机能在发挥着作用。因此，在健康状态下，体温不会发生急剧变化。

但即便人类是恒温动物，**根据昼夜节律，体温在一天内也会有细微变动。**

人在夜间睡觉时体温是最低的，睁开眼睛开始活动后，体温会逐渐升高。下午两点到 3 点，是一天中体温最高的时候，从那之后，体温再一点点下降。

人的体温白天温度高，夜晚温度低。正常体温因人而异，白天和夜间的体温差平均在 0.7℃左右浮动。

晚上，体温的下降会使人困倦，从而获得健康的睡眠。

这里可能会有人有疑问。通常我们感觉身体暖烘烘的状态下会更容易入睡，而体温下降会使人犯困，我想大多数人都没有这样的感觉。

实际上，掌握睡眠关键的体温，与身体平时感觉到的温度并非一回事。

决定睡眠的体温，并不是手、脚、皮肤等身体表面温度，而是被称作"深层温度"的身体内部的温度——这才是熟睡的秘诀。

深部体温的变化与测量

体温下降就会开始困倦，这是指深部体度的变化。

起床开始活动时，深部体温通常比皮肤温度要高 2℃ 左右，这个差值一天内也是在变动的（见图 3-2）。

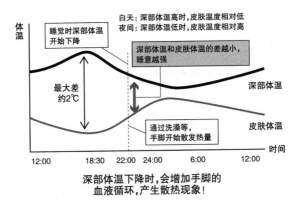

图 3-2　深部体温和皮肤温度的变动

深部体温的波动，与皮肤温度相反。白天深部体温高的时候，皮肤表层温度低；夜间深部体温低的时候，皮肤表层温度反而升高。

这是为什么呢？

这个机制从婴儿和幼儿身上来看是非常容易理解的。

犯困的时候，小孩子的手脚会变得非常暖和，脸颊泛着红晕。这是因为为了降低深部体温，身体会**通过血管扩张，促进血液循环，使毛细血管向外发散热量**，这时触摸身体会感到非常暖和。血液在皮肤中流动的温度与深部体温相同。这样，**深层温度会不断下降**。

虽然成人的身体没有这么明显的变化，但也是同样的道理。

睡觉的时候，深部体温会下降。

深部体温下降，大脑的温度也会下降。大脑是活跃的器官，有很粗的动脉，脑温与深部体温有着同步的变化。

深部体温和脑温下降，人会开始困倦。相反，深部体温和脑温一直处于高温，则不容易入睡。

也有实验数据证明，深部体温和皮肤温度的温差变小时，容易入睡。

但是，测量深部体温不是那么容易。虽然有直肠测量、食道测量、耳鼓膜测量等方法，但不是谁都可以在家轻易连续性地测量的。因此，我们不能说"大家把握好自己的深部体温"。

比较接近的测量方法是，将腋下体温计紧紧夹住保持 10 分钟左右。

与平时简单测量的数值对比一下，二者的差值会比较接近深部体温和皮肤温度的差。

掌控睡眠和觉醒的神秘机制

那么，在理解了人体的生物规律之后，让我们来说明一下调节睡眠的机制。

掌管睡眠和觉醒的机制主要有两种。

一个是"生物恒常性"机制，也就是使身体保持稳定状态的**体内平衡机制**。为了生存，体内的平衡机制不断地调整身体的状态和机能达到恰当的平衡，根据这种机制，**人清醒的时间超过一定程度时，就会产生睡意**。

因此，起床后睡意开始逐渐积攒，到一定程度后通过睡觉释放睡意，人也会再度变得精力十足。人如果连续 14—16 个小时都处在清醒状态，睡眠压力会增高，自然就会犯困，这是由体内平衡机制引起的（见图 3-3 上部，过程 S）。

　　另一个是"昼夜节律",即一天内身体变化的规律。

　　深部体温下降会感到困倦。身体深部体温的变动,正是在一天内随着昼夜起伏变化(见图 3-3 下部,过程 C)。白天深部体温很高,夜晚时会降低。凌晨 3 点的时候深部体温达到最低。

　　大家有没有这种经历,熬夜的时候,凌晨 3 点左右是睡意最强的时候。但是,一旦过了这个时间,就不那么困了(见图 3-3 右侧部分)。

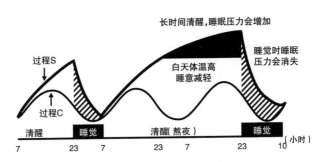

图 3-3　生物恒常性(S)和深部体温一天内变动(C)对调节睡眠的重要性

　　这是因为,清晨深部体温逐渐上升,开始分泌活动激素即皮质醇,身体内的生物规律与睡意产生抵抗,自然而然地睡意反而会减少。这种情况依据的就是昼夜节律。

身体像这样在一天内发生变动的节律还有很多，其中最强有力而稳定的规律性变化就是深部体温。

瑞士的睡眠研究者博贝利（Borbely）把调节睡眠和觉醒的"生物恒常性机制"和"昼夜节律"两种机制，称作"双调节机制"。

最初，维持生物恒常性的平衡机制和昼夜节律是为了应对环境的变化和地球自转的两套不同的机制，而我们的睡眠则是通过这两套机制来共同控制的。

如果其中一种，甚至两种机制都因为某种原因受到阻碍，就会产生"睡眠障碍"。

另外，深部体温与身体状态有很高的相关性，白天，深部体温高时，人的状态会达到最佳。

我们做了一个简单的实验，在屏幕上显示简单图形，受试人员在出现图形时就按一下按钮。经过 24 小时后来观察反应时间的变化与深部体温变化的关系（见图 3-4）。

通常，凌晨 3 点左右是睡眠中深部体温最低的时候，在那前后的时间段里反应速度也明显降低。人无论多么努力地熬夜硬撑，都无法保持最佳状态。倒时差时遇到的问题也是深部体温和身体状态的关系的展现。

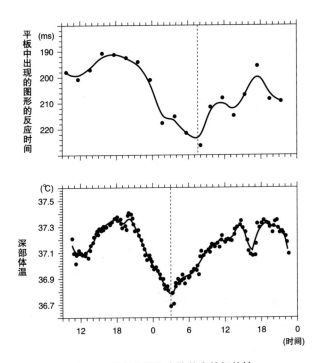

图 3-4 深部体温和人体状态的相关性

生物钟紊乱与 3 种"昼夜节律睡眠障碍"

再次回到生物钟和昼夜节律的话题。

前面说过人的平均昼夜节律是 24.2 小时。也就是说，这样下去的话，大多数人体内的生物钟与地球自转的时长相比，每天都会一点点地向后推移，导致错位。这时，只有每天调节生物钟，我们才能维持正常生活。

如果生物钟的调节不能顺利进行会怎么样呢？

生物钟紊乱，不仅会引发失眠等睡眠问题，也会影响激素的平衡和自律神经的工作，进而引发身体异常，引起食欲不振，意志减退，还有可能引起抑郁症。

如果生物钟的周期与正常的一昼夜 24 小时周期不能同步，上学和上班也会变得困难，难以适应社会生活。这样的节奏紊乱被称作"昼夜节律睡眠障碍"，具体会表现出以下症状。

1. 生物节奏向后拖延的"睡眠相位后移综合征（delayed sleep phase syndrome）"

这种症状表现为到了深夜总也睡不着，睡眠时间往后推迟，起床时间也变晚。总睡眠时长和睡眠模式虽然大体是正常的，但是入睡时间是凌晨 3 点到 6 点左右，对应的起床时间是上午 11 点到下午两点左右。

青春期的青少年容易发生早晨起不来，迟到和缺席次数增加的情况。这容易成为逃学的原因。近年，在中学生和高中生中这样的情况越来越多。睡眠相位后移也会影响到激素分泌，而它又是体温变动、褪黑素和皮质醇分泌是否规律的关键指标。除此之外，它容易导致自律神经紊乱。

2. 节奏提前的"睡眠周期提前综合征（advanced sleep phase syndrome）"

这种综合征的症状与睡眠相位后移综合征相反，它是一种睡眠时间提前，傍晚就开始感觉到困意，在深夜里醒来的睡眠模式。

大多数老鼠的生物节律短于 24 小时，人类的生物节律一般来说比 24 小时稍长，所以睡眠节奏提前的情况比较少。

但是，在年纪大的人中很容易出现睡眠节奏提前的现象。

与睡眠相位后移相比，睡眠周期提前虽然危害程度较低，但是如果在上班族身上发生，导致上班时间犯困、集中力下降或者发生失误，也容易给工作带来影响。

3. 每天逐渐推迟的"非 24 小时型睡眠觉醒综合征（自由运行型）（non-24-hour sleep-wake syndrome）"

睡眠相位后移综合征和睡眠周期提前综合征的情况是，虽然与普通人的睡眠时间段不同，但其睡觉和起床的时间大致是固定的，形成新的相对固定的规律。与此相比，非 24 小时型睡眠觉醒综合征的情况是，睡觉和觉醒的时间每天以一小时左右的节奏逐渐推迟下去，逐渐变成和 24 小时昼夜周期完全不同的周期。因此也称作"非同步型"或"自由运行型"。

由于视网膜的原因无法感知光的视觉障碍者，经常伴有节律异常的现象。如果不能意识到 24 小时的昼夜节律变化，生活规律就很容易发生异常。

另外，即使没有视觉障碍，视网膜的光受体若发生接收光的传达障碍，也可能会出现"自由运行"式的非 24 小时睡眠觉醒症状。

早上总也起不来可能不是"懒"，而是"节律紊乱"

在睡眠障碍的研究对象中，经常会有睡眠节奏是"自由运行"类型的人。他们每天到研究室的时间都稍微推迟一些，不久就不见其踪影，过了一段时间，早晨又会到研究室来。研究对象是可以自己制订实验计划的，时间比较自由，所以这样的睡眠模式也没关系。但像普通职场职员，就很难做到灵活安排自己的时间。

患有睡眠相位后移综合征的患者，如果可以维持晚睡晚起这样的睡眠模式，也可以得到稳定的睡眠，但是如果要配合上学上班等社会规范，他们便会出现明显的睡眠困难和起床困难，比较痛苦。

昼夜节律睡眠障碍的问题，**很难被判断出是体内规律紊乱引起的。**

当晚上很晚睡不着时，早晨醒来，患者会产生强烈的失眠感。患有睡眠相位后移综合征的人，会表现出入睡后长时间睡眠的倾向，一觉睡到下午的情况也不少。这会让人感到是不是"睡过头了"。

另外，早晨如果没有按时起床，就容易被周围的人指责成"自甘堕落""没有努力做到早睡早起"等。

然而，昼夜节律睡眠障碍往往容易遗传，所以很难说某种睡眠现象是本人的性格和是否努力的问题。

如果知道睡眠障碍的原因是昼夜节律被打乱，也是有治疗方法的。但这种症状很容易被认为是生活态度的问题，由此，未能进行正确的诊断和治疗、深感困扰的人也并不少见。

但无论是否有遗传因素，**有规律的生活是可以预防昼夜节律睡眠障碍发作的。**

顺便说一下，时差问题（时差综合征）和轮班工作人员的身体不适（轮班工作睡眠障碍），**也属于昼夜节律睡眠障碍。**

当体温变化等身体内部规律和生活节奏不一致，甚至完全"脱离步调"时，就会导致自律神经和激素平衡异常，造成身体不适和效率低下。

因轮班工作或时差导致的生活节奏和人体规律不一致的情况，被称作"外界脱离步调"；种种原因引起的身体内部多个规律出现偏差，称为"内部脱离步调"。

通过光、膳食和运动来调节身体内部规律

就像前面所说，左右生物钟的最重要因素就是"光"。

上午，尤其是早晨，沐浴强光后，生物钟会提前苏醒。因此，睡眠相位后移综合征的人最好从早晨到中午都能沐浴阳光。反之，睡眠周期提前综合征的人，傍晚后沐浴强光的话，生物钟也可以往后推迟。

"光疗法"是一种通过每天定期照射高强度的光来调整生物钟的治疗方法。调整生物钟所需的光强度，理论上要超过2500勒克斯（lux），即每天用这个亮度的日光灯或者LED灯照射。

睡眠规律在冬天和夏天不同季节，也会发生改变。夏天早晨容易起床，冬天则是想尽量多睡一会儿，这是自然规律。但是，在夏天和冬天日照时间有着极端变化的地区，季节变化不仅仅对

睡眠，对整体身体状况也会产生大幅度损害。

比如，居住在北极圈附近的人，冬天极夜持续的时候，据说较多人会陷入"季节性感情障碍"的抑郁症状中。有报告表明，这样的人群如果每天能照射两小时左右的高强度光，不仅仅是睡眠问题得以缓解，抑郁的情况也会得到改善。

近来，对能有效调整生物钟的蓝光的波长，我们已经有了明确的认识，因此能够在技术上逐渐减少蓝光的光照强度和照射时间。而且，利用光的扩散反射原理，治疗者也没有必要长时间地坐在光源前。崭新的光疗法，现在正在被广泛应用。

为了调节生物钟的规律，"饮食"也是重要手段之一。

特别是**早餐，是调整生物钟的必要条件**。

视交叉上核中的生物钟，虽然可以通过感知光来做到自主重置，但是接受主生物钟指令的其他各部位的生物钟的调整则是被动的。

进食活动可以有效地激活生物钟，它是一种被动的慢启动器，通过吃、咀嚼这些动作唤醒身体，发出"到早晨了，要开始进行活动了"的信号。

咀嚼食物可以刺激大脑，食道、胃、肠等脏器也开始进入活动模式；通过补给营养，体温也会开始上升，做好进入活动状态的准备。

如果不吃早餐，身体就不会清醒。**早餐也可以说是身体的闹钟。**

第三个能调节生物钟的方法，是"**运动**"。

白天，身体进行适当的活动提高运动量，对提高睡眠质量和调整生物规律都很重要。人释放出能量，感到疲劳，就会变得容易入睡。

当今的工作，虽然用脑过度，但身体却不怎么活动的情况在逐渐增加。大脑已经感觉到疲惫，身体却不怎么消耗能量，这样一来代谢就会失衡。

如果白天活动量不足，身体就很难进入到包括睡眠在内的休息模式中。

举一个简单易懂的例子，一个人一天内都闭门不出，在房间里玩游戏。虽然大脑、视觉、手等处在活跃状态当中，但是并没有燃烧身体的能量。这样到了晚上也不容易睡着。

晚上睡不着和白天的运动量有关系。进一步说，一切都是从早晨开始的。早晨，好好地唤醒身体内部的各个生物钟，提高白天的活动量。从这一点开始改变就可以。

　　对老年人来说也是一样的道理。白天和晚上保持活动的张弛有度很重要，白天进行了活动，才会得到良好的睡眠。

有助于调整生物钟的 7 个习惯

　　人类是白天活动的生物，随着太阳升起大脑和身体进入活动状态，太阳下山夜晚来临就会开始困倦。以太阳升落为标准的生活节奏，可以减少各种疾病的风险，有利于生存。**这是作为生物所具有的重要规律，其影响根深蒂固，所以一旦脱离了步调就会很痛苦。**

　　为了能保持正常生物规律，适应社会生活，掌握好生活的张弛度非常重要。

　　因此，最重要的是有规律地进行生活。

　　在本章的最后，我整理出为了调整生物钟，一定要养成的良好习惯。

1. 固定起床时间

一般来说，人体的生物钟有着易往后推迟的倾向，让生物钟提前，实现起来比较困难。

很多人周末都会睡得时间比较长，导致星期一工作日的起床规律无法恢复，容易引起所谓的"忧郁星期一"。星期一的早晨，会陷入轻微的时差问题当中。

如果周末想要睡得久的话，不妨早点就寝，仍然保持起床的时间和平时一样。

2. 起床后，沐浴晨光

晨光是最强的闹钟，好好地沐浴晨光吧。

现在，多数家庭都选择在卧室悬挂遮光性好的窗帘，那么早晨就拉开窗帘，通过沐浴阳光来调整生物钟吧。

但是，存在睡眠周期提前症状，甚至到了影响日常生活的程度的人，以及被过早醒来困扰的老年人，起床后最好不要马上沐浴强光。

3. 好好吃早餐

不要忘记早餐有复位生物钟的作用。

吃早餐也可以预防肥胖。通过小白鼠进行的实验结果表明，不吃早餐的小白鼠更容易发胖。

4. 白天好好地进行活动

运动不足，活动量不足，会扰乱生物钟。人需要适当地体会运动带来的疲劳感。

特别是老年人，活动的范围会逐渐变小。如果白天全都是在房间里坐着或者躺着，形成没有张弛度的生活，晚上也会越来越睡不着。白天，去有太阳照射的地方活动身体吧。

5. 意识到体温的变化

体温下降的那个时刻，就是犯困的时候。虽然深部体温很难测量，但是如果平时我们有意识地把握自己的体温，也可以熟练掌握自己身体的规律。

洗澡是引起体温变化的巨大因素。无论是浸泡在热水中、温水中，还是只淋浴，观察体会自己的体温变化和困倦感之间的关系，就能更容易地掌控睡眠规律。

6. 晚上尽量不照射强光

在当今社会，晚上避免光的照射是比较困难的事，但是自己应当尽量注意不要让人造光源阻碍褪黑素的合成。比如，不要使用电脑、智能手机、便携游戏机到太晚。

另外，睡觉的时候，不要开着灯，最好保持黑暗状态。即使是一般的夜间照明灯（10 勒克斯），也会阻碍褪黑素的合成。

7. 过有规律的生活

昼夜节律睡眠障碍，会因为生活习惯紊乱而更为严重。提到规律生活的重要性，有的人会因为"这不是理所当然的吗"而忽视。但是对于无法做到"日出而作，日落而息"的现代人来说，重视这些"理所当然"的事，对调整规律来说是极为必要的。

当你调整了生活规律，睡眠就会发生巨大的改变。

第 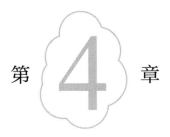 章

"工作时困倦"
的可怕风险

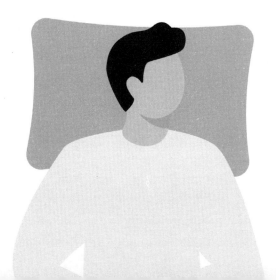

"失眠"和"嗜睡"其实是一回事

白天，被强烈的睡意所侵扰。

很多人都会有在操作电脑时，或者开会时，一瞬间突然意识飞散的感觉吧。

像这样短短数秒，甚至是不足一秒的时间内，发生瞬间意识脱离的状态，被称作"微睡眠"，即大脑进入了睡眠状态。

这种情况就是慢性睡眠不足，睡眠负债是其主要原因。

但也不完全是睡眠不足、睡眠量少的原因。

虽然有一定的睡眠时长，但是夜间数次醒来，睡眠过程中发生各种情况导致睡眠质量不好，也是慢性睡眠不足的原因。

睡眠质量下降的症状如果演变成慢性的持续状态，就会成为所谓的"睡眠障碍"。

比如，近年来急剧增加的，甚至被称作"21 世纪国民病"的
"睡眠呼吸暂停综合征"。

这是睡眠时呼吸障碍的一种，睡觉的时候常常呼吸停止，引
发觉醒反应，因此，睡眠质量明显下降，但大多数人在睡梦中意
识不到自己呼吸停止，所以也意识不到自己夜晚醒了很多次。这
种状态下白天就会犯困。

还有一种发病率较低的症状，像"嗜睡症"和"突发性过度
睡眠症"一样，即由于大脑觉醒机制出现问题，引发出过度睡眠，
经常迷迷糊糊就睡着了。

无法好好睡觉的现象一般被称作"失眠症"，但实际上**"失
眠"和"过度睡眠"是一体两面的**。正因为有失眠，所以才容易
引发过度睡眠，其中的原因和机制很复杂。

对于平日打瞌睡，人们也许会认为"不过是犯困""不过是打
瞌睡"而已，但它正是效率低下的罪魁祸首，也会给自己带来巨
大的负面影响。

本章，我们将从睡眠障碍的视角，阐述如何提高清醒时的
状态。

"睡眠呼吸暂停综合征"是高致命风险的疾病

据在日本开设睡眠专门门诊的医生所说，**有七八成的患者患有睡眠呼吸暂停综合征。**

虽然无法掌握没有去过医疗机构的潜在患者数还有多少，但是现在日本有必要接受睡眠呼吸暂停综合征治疗的人，推测有300万人以上。这不愧是国民病、现代病。

由于睡眠中频繁地醒来，无法保证持续的深度睡眠，从而导致白天强烈的睡意，引发像微睡眠一样的打瞌睡。

睡眠周期紊乱，还会引发自律神经、激素、免疫系统的紊乱；引发高血压、糖尿病等生活习惯疾病，症状加重之后，进而引发冠状动脉疾病、脑血管疾病。

睡眠障碍会使心肌梗死、脑出血、脑梗死的患病风险比通常

高出 2 至 4 倍，不对其进行治疗的话，8 年后大约有 4 成的睡眠
障碍患者会死亡。睡眠障碍是有着致命风险的可怕疾病。

相当多的人由于意识不到风险性而没有进行治疗，但是，睡
眠呼吸暂停障碍仍然是一种严重危胁到健康寿命的疾病。

有统计数据显示，在加拿大，"患有睡眠呼吸暂停综合征的
人，如果实施恰当的治疗，个人一年的其他医疗费总额将减少一
半"。这个消息也显示出，睡眠呼吸暂停障碍是引发各种疾病的
导火索。

睡眠呼吸暂停综合征中的"呼吸暂停"是如何界定的呢？简
单说来，以呼吸暂停 10 秒记为一次，记录一小时内会有几次这样
的暂停。在此基础上还应加上没有暂停呼吸的"低呼吸"。

如果呼吸暂停的频率是一小时内 5—15 次的话，属于轻微症
状，勉强在安全线以内。

**呼吸暂停每小时出现 15 次以上，属于中度睡眠障碍，就有
必要治疗了。**

一小时内 15 次以上呼吸停止，简单算成 4 分钟左右一次，即
使当时自己意识不到，也会从睡梦中清醒过来，睡眠受到频繁的
切断，自然会引起各种各样的弊端。

患有睡眠呼吸暂停综合征的人，多数会伴随很大的鼾声。这和呼吸道狭窄有关。另外，呼吸暂停之后，也会出现大口喘气的情况。

多数情况下，都是家人怀疑当事人是否患了睡眠呼吸暂停综合征，再告知当事人，然后当事人才去接受诊治。

有报告显示，在欧美，睡眠呼吸暂停综合征患者多数是肥胖的男士，但在**日本，在非肥胖人群中，例如女性和小孩中也多有发生**。研究认为这是因为亚洲人的下腭骨骼比欧美人小且深，呼吸道原本就狭窄。**日本人的骨骼从构造来看，容易形成呼吸道狭窄，所以容易得睡眠呼吸暂停综合征。**另外，老年人也会因为心力衰竭等原因产生睡眠呼吸暂停综合征。

如果症状轻，可以通过戴牙套以扩张呼吸道的方法进行治疗。

症状发展到中度以上，则需要通过持续气道正压治疗法（CPAP）来进行治疗，即戴上氧气面罩，将空气通过鼻子输送到呼吸道，防止睡眠中呼吸暂停。

虽然有方法治疗，但是睡眠呼吸暂停综合征无法治愈，只能通过持续气道正压疗法来支持呼吸，**改善呼吸状态从而提高睡眠质量**。并且一旦开始治疗，就必须坚持长期使用。

失眠障碍已成为重大社会问题

　　在日本，睡眠呼吸暂停综合征开始受到重视，是源于一次打瞌睡引发的事故。

　　2003 年的报道中说，JR 西日本的山阳新干线驾驶员在行驶时打瞌睡，在长达 8 分钟的时间内是以打着瞌睡的状态驾驶列车的，虽然造成列车驶过站，但在冈山站前自动列车控制装置启动了紧急停车，所以没有造成人员伤亡。后来得知，这位驾驶员是因为睡眠呼吸暂停综合征引起的白天打瞌睡。这一病症一时间成为人们热议的话题。

　　在那之后，高速公路上发生的各种交通事故，也逐渐查明其原因之一就是驾驶员患有睡眠呼吸暂停综合征。

　　2012 年，在关越机动车道上发生了旅游巴士司机行驶中打瞌睡，猛烈撞上隔音壁，导致 45 名乘客伤亡的事故，最后确认驾驶员也是患有睡眠呼吸暂停综合征。

为了向大众普及"睡眠负债"这个概念，敲响人们睡眠不足的警钟，戴蒙教授很早就提出了这个问题。

在美国，特别是跑长途运输的卡车司机，很多都患有睡眠呼吸暂停综合征，在驾驶中因为瞌睡导致事故的例子也很多。

作为货物运输主体的长途卡车司机，由于**长期夜以继日地不规律工作，睡眠和清醒的时间节奏紊乱，累积了慢性睡眠不足**。戴蒙教授认为，人体内部规律的协同性出现问题，导致驾驶中打瞌睡的现象频发，进而导致重大事故，所以大力倡导要重视轮班工作者的睡眠问题。

大约 10 年后，日本也出现了长途卡车司机和夜间巴士司机因打瞌睡而导致的事故。由此，不规律的工作时间造成慢性睡眠不足，成为了社会关注的问题。

不仅仅是交通事故，在轮班工作制为常态的工厂或者医院，各种各样的工业事故、医疗事故的发生率也非常高。但日本的现实是，真实数据很难被公布出来。

睡眠不足带来的巨大经济和社会损失

20 世纪 90 年代以后，睡眠呼吸暂停综合征才被界定为疾病。但是追溯到以前，会发现很多重大工业事故的背后，都存在现场操作人员睡眠不足的情况。

例如 1986 年的切尔诺贝利核电站事故，关于其原因有各种各样的说法。由于事发时正值当地时间深夜，所以有一种说法是轮班操作员的操作失误。

同样在 1986 年，美国挑战者号航天飞机爆炸。1989 年，阿拉斯加港湾的油船触礁，导致大量原油泄漏。这些事故发生的原因，均有员工睡眠不足的因素存在。

挑战者号爆炸后，曾出具了一份非常详细的原因调查报告。

挑战者号发射的时候，佛罗里达比往年要冷，由于担心注入燃料的管道结合部位的 O 型圈在低温条件下的耐久性是否足够，十几名员工连续几日没有睡觉进行调试。这是挑战者号发射事件的背景信息。事故原因调查**报告中有记载，导致发射判断失误的其中一个主要原因就是工作人员睡眠不足。**

在这些成为世界性话题的工业事故的警示下，20 世纪 90 年代后，美国开始重视因睡眠不足导致精力不集中、判断力降低、工作效率低下的问题。

戴蒙教授受美国议会的委托，调查美国睡眠障碍的实际状况。在大约两年的时间里，戴蒙教授几乎每周都在全美国走访，去往各地召开咨询会，得出了调研结果。

戴蒙教授在调查结果中提出，因忽视、放任睡眠障碍而产生的包括工业事故在内的经济损失，一年大约相当于 700 亿美元（根据当时的汇率换算，约合 16 万亿日元）。

也正是这一调查，促使美国国立卫生研究所专门设立了睡眠研究所。

日本则在十年后才开始广泛关注睡眠障碍。

据 2006 年日本大学医学部内山真教授估计，**由睡眠障碍导致**

的日本一年的经济损失大概是 3 兆 5 千亿日元。

据美国智囊团兰德研究所 2016 年发表的报告估算，日本一年来由睡眠障碍导致的经济损失高达 15 万亿日元。

由此可见，睡眠不足损害的不仅仅是个人生活，也会给企业和社会带来巨大的损失。

大多数轮班工作者健康状况不佳

据说现在在日本，轮班工作的人数比例接近 3 成。其中多数人都有**睡眠障碍、头晕、消化系统不适、工作时打瞌睡、疲劳**等问题。

轮班工作所伴有的这些身体不适，也属于"昼夜节律睡眠障碍"的一种。

但是，轮班工作之间也各有不同的工作制度，不同的产业也各有其特征。例如两班倒和三班倒的夜班模式就完全不同，在日本，轮班工作制度下一般每个月有 5 到 8 次（每周一到两次）的夜班。

在急救专门医院和有住院部的医院，看护部门实行白班、半夜班、深夜班的三班倒制度，医生、药剂部、检查部门大多数实行值班制度。

消防站、警察局（派出所）、警备业的设施警备部门等，为了应对随时可能发生的火灾、事故、案件，采取值班人员 24 小时待命的制度。为此，消防站和警察局，导入了二部或者三部式工作制度，虽然这个工作体系也被称作两班倒、三班倒，但是它和看护部门的工作体系又是完全不同的。

另一方面，在汽车制造业，有的地方也会实行一至两周轮流昼夜两班倒（员工以一至两周为周期，其间连续两班倒）的工作制度。

两班倒的优点在于，可以节省深夜工作补贴，也可以在两班倒时通过加班（最多 3 小时 ×2）来消化工作变动的需求。它说到底是把员工的健康置之度外，以经济效益为目的的轮班制度。

一至两周连续的两班倒所引发的健康危害，以及工作时的状态低下，从经济角度来说反而会带来很高的负面影响，所以迫切需要重新考虑这种倒班制度。

在不符合身体自身规律的时间段中工作，如何才能保持清醒、提高状态呢？

对策之一，是在轮班工作的现场，有效利用"光疗法"。

比如，在夜间工作中利用高亮度的光，特别是蓝光，可以抑制褪黑素的分泌，使工作中不容易犯困。

可以想象一下夜间棒球场的照明。夜场的照明往往非常明亮，如果照明昏暗，运动员和观众都会提不起精神。异常明亮的灯光，有提高状态的效果。

但是，夜晚照射蓝光，对身体自身的生物规律来说并不是一件好事。但是，现代社会不可能完全取消轮班工作。如果不得不在夜间轮班工作，相比因困倦提高意外事故的概率，不如营造一个不容易犯困、能够保持意识清醒的环境。

但如此一来，轮班制的人员早晨下班后继续沐浴阳光的话，生物钟就会完全紊乱，无法入睡。

有报告称，在某个企业，结束夜间工作的人们，白天有意识地把室内光线调暗，以此来调节睡眠。虽然这样的作息时间与普通的生物规律相反，但它能让身体内的生物钟也转换过来。

身体内部生物规律具有适应性。即使黑白颠倒过来生活，只要能确保新规律张弛有度，也能够获得良好的睡眠，清醒时的工作效率也并不会下降。

轮班工作制的困境

由于各种原因造成的生物规律紊乱，即便已经导致睡眠脱离了正常步调，生物钟也仍然具备再次重新协调的能力，以适应新的环境。这是生物的体内平衡机制在起作用。

我们应很好地利用这个机制。

比如，医院护士白班、半夜班、深夜班三班倒的制度，时间逐渐向后推移的排班会比较容易适应，因此按照白班→半夜班→深夜班这样的顺序排班，数日内的轮班也比较容易协调过来。

但是，制造业等行业多数实行昼夜两班倒并以两周为周期进行轮班，就会导致以两周为周期睡眠脱离步调的情况。

另一种轮班情况是，上两天夜班，休息一天，之后再上白班，属于短时间内时间规律变化极大的轮班制度，虽然身体很难应对，但特点是睡眠脱离步调的时间也并不会持续很久。

对节律脱离步调的耐受性、适应性，因人而异。每个人身体内部规律再次达到平衡所需的时间也不一样。

持续不合理的排班时间，会成为身心的负担，使人变得疲倦，也容易发生失误，这在厚生劳动省的资料中有明确的体现。轮班工作者患癌症、糖尿病以及抑郁症的风险很高。

近来，轮班工作者的健康问题普遍受到关注，企业对员工的健康管理程度如何，也成为反映企业管理方式的一面镜子。

当轮班工作导致顽固的失眠症状时，有些人会选择服用安眠药，但我并不建议服用药物，关于安眠药的问题会在第八章进行详细说明。镇静型安眠药有多种副作用，影响日常生活，对生活质量的干扰也很大。

巧妙克服时差问题

时差问题也是由于外界因素引起的身体规律脱离了正常步调。

下面这一实验可以表明身体的适应性。

小白鼠是夜行性动物，夜间活跃性很高，白天处于休息状态。那么如果白天将光亮遮盖住，晚上使用灯光照明的话，突然昼夜颠倒，小白鼠的睡眠周期会变成什么样子呢?

实验表明，小白鼠最终可以形成新的昼夜周期。

但是，要形成新周期，**生物钟每天只能调节过来 1 个小时**。因此时差错位 6 小时的话，需要 6 天才能与新的昼夜周期同步。

人类的身体也是一样的。

即便身体可以重新协调，但每天只能调节一小时，但往往我们需要快速适应当地的时间。这就是时差引起失眠、白天犯困、疲倦感、以及其他各种不适的原因。

旧金山与东京相差 17 小时，夏令时和冬令时的改变又增长了一小时的差别，以至东京时间比旧金山时间更早。

到达旧金山时，身体内部规律还在按照日本时间运行（见图 4-1）。

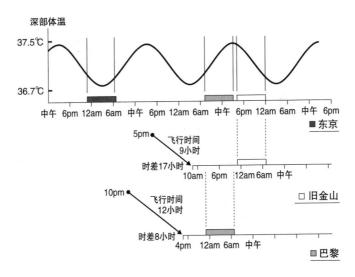

图 4-1　旧金山/巴黎和东京的时差及体温变化图

如果在旧金山时间上午 10 点到达，人体的生物钟处于凌晨 3 点。按照体温规律的变化来说，这是一天当中深部体温最低的时候。但通常情况下，人们在刚到达目的地的时候情绪高涨，所以也不会感觉到困倦。

但是，到了当地时间的晚上，原本的生物钟才刚刚接近中午，觉醒系激素的肾上腺皮质素开始高度分泌，体温也到了上升的时间，所以即使想睡觉也很难睡着。

于是就形成了因时差引起的睡眠不足和身体不适。

当时差有 17 个小时时，身体重新协调时会朝着能更快适应的方向去调整。也就是说，生物钟会再向前协调 7 个小时。所以，如果想让自己的身体规律与旧金山时间吻合，向前调节 7 个小时就可以了，这样也需要一周左右的时间。比起将生物钟向前调整，向后调整需要花费更多的时间，感受也更加痛苦。

时差的长短和调整生物钟偏差的方向，因出国的目的地而异。如果目的地是巴黎，也请和去旧金山采用同样的方式调整。

如果在国外进行长时间的逗留，可以一点点地进行调整，但是旅游和出差，如果用 7 天时间来调整，那么好不容易调整好了就又要回国了。

那么，短期逗留的情况下，怎样不被时差问题所困扰，在当地度过有意义的时间呢?

一种方法是,**在当地时间的早晨好好沐浴阳光**。从一天伊始的时段开始复位体内主时钟。光的作用是调节生物钟,控制褪黑素分泌的时间。但是,到了当地时间的晚上,身体也不会立刻分泌褪黑素。

还有一种方法,就是**直接摄入褪黑素**。

在美国,作为营养剂的褪黑素在机场卖得很好,人们都知道它对调节时差有很好的作用。

有时，不倒时差也无妨

海外旅行的时候，辗转几个国家和城市，有时候会搞不清自己的身体节奏到底是和哪个时间吻合的。

这个时候，可以试着调节一下自己的体温。

早晨开始一天的活动时，好好地摄入早餐，随着深部体温的上升，不仅视交叉上核的生物钟会开始调整，身体末梢的生物钟也容易跟着调整过来。

相反，晚上则要留心让深部体温下降。

以往通常的观念是，"尽量不在当地时间的白天睡觉"，但是如果深部体温下降，身体就不会处于日间活动模式，所以这时在白天稍微小睡一会儿，身体状态反而会有好转。

也有另一种"完全不用去注意时差，不必勉强配合当地时间"

的说法。

比如为时四五天的短途出差和旅行，不必要去让身体吻合当地时间。只要在重要的洽谈、发言或者其他重要活动时，能让自己集中精力，达到最好的状态就可以了。

在有重要事项的日子里，即使是短时间小睡一会儿也可以，只要不感到疲倦，让自己的工作效率达到最高就可以。

最关键的是，当睡意袭来的时候，如果条件允许，哪怕是只睡一会儿也好。长时间的睡眠会引起醒后迟钝，反而导致头脑不清醒。

沐浴阳光，吃好早饭，让身体好好地清醒过来，从容地面对计划。旅行的主要目的是优先保障最重要的日程活动能顺利进行。

以上经验，来自于我自身的失败经历。

在国外参加完学术会议和演讲，回到日本，因为时差的原因，也有困得不得了的时候。但因为交流机会难得，总不能说"因为想睡觉"就不去了。

有一次，主办方安排了酒店，与国外来的客人一同住在酒店里，并且在酒店有名的天妇罗店里安排了聚餐。

国外来的客人对这个款待感到非常高兴。我虽然因为时差问题困得不行，但作为日本人还是为外国客人对天妇罗进行了说明，并且陪到了聚餐最后。

那天晚上，我由于肠胃不消化根本无法入睡，导致第二天演讲时头脑模糊得连自己都不知道在说什么，结果一塌糊涂。

有了这次教训之后，在有重要演讲的前一晚，我会尽力不给自己安排勉强的活动，把更重要的目标放在第一位优先考虑。

参加国际大赛的运动员也同样在赴国外参赛时受到时差的困扰。

如何克服时差，发挥自己最佳的状态，把什么放在最优先位置考虑是关键问题。

如何摆脱下午两点钟的困倦

午饭过后到了下午两点左右,"总感觉干劲下降""犯困",你有过这样的经历吗?

这就是,"午后消沉"。

与其说它是吃过午饭肚子饱胀后,大脑的血液循环减少,倒不如说是体内规律的问题。不管吃不吃午餐,这段时间都是清醒水平容易下降的时间。

灵长类的动物,在这个时间段也经常午睡,所以我认为,"午后消沉"是由身体系统产生的午睡现象。

午餐吃得太多,饱腹感确实会让人感觉倦怠,热情也容易降低。如果把午餐控制在适当的量,对下午的状态也会有好处。

要击退午后消沉犯困,使视觉系的神经传达物质变得活跃就

可以了。

比如，"咀嚼"食物，有激活大脑的作用。午餐也是，不要吃得太多，但是有意识地多咀嚼，对大脑和消化都有好处。

嚼口香糖也有提神的作用。

观看美国棒球大联盟的比赛的时候，运动员在比赛过程中就会经常嚼口香糖。据说那样有提高清醒度和消除不必要的紧张的双重作用。

棒球运动员集中精神发力时，肩膀和手腕会感到一股奇怪的紧张力量，嘴里也会咬紧牙关。但是通过嚼口香糖活动下巴，紧张感就会消失。

因此，美国的运动选手，多数都会嚼口香糖。

击退困意的常见办法是咖啡因。富含咖啡因的代表性饮品就是咖啡，很早以前就被全世界人们所喜爱。红茶和绿茶中也含有咖啡因。

咖啡因是动物体内无法构成的、从植物中提取来的促进清醒的物质。它也含有一种核酸成分，与促进睡眠的腺苷物质相对抗。

或许你印象中冷饮能促进清醒，但实际上提高身体的深部温度才是提升活动状态的方法。所以饮品在温热的状态下饮用，更有促进清醒的效果。

核酸在微生物中也存在，是所有生物的构成成分之一。所以我认为睡眠的起源是非常古老的。通过腺苷来调节睡眠的这个办法，自古以来就存在，可以说，对于植物、低等生物甚至人来说都是很必要的……在困倦的时候，这样展开想象，或许也能有助于消除困意吧，也是玩笑。

当产生强烈睡意，工作效率下降的话，小睡一会儿才是正确的方法。建议采取前面叙述过的"充电小憩"的方法。

例如在办公室里设置小睡区域，即使不准备床、单间这样的设施，只在一个角落里调暗光线，准备好躺椅，戴上眼罩，这样的环境对于睡眠就足够了。

如果真的有床的话，难免会不知不觉躺很长时间，所以如果只进行 20 分钟左右的小睡，只要能在座椅上放松脖子和肩膀，就是最好的了。

小睡 20 分钟可以抱着积极的、光明正大的心态：不是偷偷摸摸地睡觉，而是为了消除睡意和疲倦，恢复精神，提高效率。这对容易产生睡眠负债的职场人士来说，是调整身体状态的一个正当环节，希望能广泛普及这个观点。

想压缩时间提高效率，不能打睡眠时间的主意

"为什么每天都如此忙碌呢？"

你会有这样的疑问吗？

网络普及以后，时间的运转方式发生了急剧的变化。

买东西，即使自己不去商店，在网上点一下就可以订购，并送货上门。生活变得非常方便，不用花费时间也可以正常运行，但是我们是否因此得到了更多的闲暇时间呢？那倒是没有。

倒是比以前更忙碌了。

这是因为，之前需要花费几个月去做的事情，现在被要求提速了。

比如，专业研究论文的审查以前需要两个月左右去阅读并给予回应，现在要求缩短到两周以内，并没有减轻审查任务，但要

求快速地给出回应。

速度提升，并没有导致早点做完后就轻松了，而是每做完一件事，后面必须处理的事情就越来越多。

在现代社会，信息量压倒性地增加，伴随而来的工作量和必须要处理的事情也在加速增加。

大家的时间都不够用。怎样才能够挤出时间呢？因此很多人想要学习管理时间的方法。

虽然"时间管理术"和生理学的睡眠知识不是同一层面的，但讨论"去除睡眠负债"时，也不妨借鉴一下时间管理术的论调。这也和如何看待睡眠花费人类一生 1/3 的时间这个问题相关联。

一天只有 24 个小时是不变的。对于每个人来说，怎样利用时间能体现自己的价值，"什么样是浪费时间"，也不一样。

但是，**作为睡眠研究者，我想大声地告诉人们，当压缩被浪费掉的时间的时候，不应该把睡眠时间算在内。**

相反，我们应该严守睡眠时间，减少醒着的时候浪费的时间。

找到对自己来说最重要的时间

平时，我穿梭于研究室的生活是非常简单的。

每天晚上 10 点左右睡觉，早晨 5 点左右起床。

起床后，吃早餐，大概 6 点前从家里出发。因为都是以简便的装束出门，在打扮上基本上不花费时间。到研究室大约需要 15 分钟，住处靠近工作单位，所以非常轻松。

研究室里其他人 9 点左右才到，所以在这之前的 3 个小时里我可以集中精神工作。以前会有电话打来，但现在必要的联系都通过邮件进行，电话也几乎不会响起，所以环境非常安静，可以集中精神。

我明白在自己的一天当中，早晨的这 3 个小时是工作进展最顺利的时候，所以这个时间段是绝对要确保的。

　　为了不牺牲这 3 个小时，也为了确保 7 个小时的睡眠时间，晚上就要早点睡。

　　思考自己的哪个时间段需要最优先保证，就会轻易发现为此"这个不能做"的事情。

杜绝长时间会议

　　本小节稍微偏离一下睡眠的话题。关于日本大学的产学合作项目有一件令人吃惊的事情，那就是会议从下午一点开始，但是没有指定结束的时间，每次都是没完没了地持续到四五点。

　　如果是因为激烈的讨论导致会议时间拖得很长也能够理解，但更多的情况是只有形式上的发言，经常有听上去很无聊的内容。总之，会议时间长得让人吃不消。

　　日本的某个大学教授也发牢骚说，"我们学校内部举行的关于大学运营的会议时间更长。有的时候从早晨开始，要开一天的会"。

　　在美国，没有设定结束时间的会议是无法想象的。

　　在斯坦福大学举办的会议，一般都是一个小时内结束，而且经常是比预计时间提前结束。

　　你的公司是否也有看不到尽头的冗长会议呢？

　　现在大家都很忙碌，所以不随意长时间开会，所有人的时间都会更有效率。

　　所以，让我们明确会议的结束时间吧。

　　如果会议在某个时间段必须结束的话，会议就会从重要的事情开始，按照先后顺序，一个一个地讨论出结果。

　　不需要求所有相关人员都必须出席，应当给予"不发言也没有问题，不参加也可以"的自由。

　　如果会议本与自己无关，仍然必须参加的话，不可避免地会在会议上打瞌睡。如果尊重每个人的自主性，参加会议时都是有内容要讨论的，就不会在会议中打瞌睡了。

　　这样一来，也会改变员工对与自己相关的议案的处理态度，员工自觉性也会展现出来，最终会提高工作状态。

日本人竟然对"盗用他人时间"习以为常

关于会议时间的问题，可以直接反映出一个人或者公司"是否有时间意识"。

日本近来也有了很大的改变，但即便如此，还是会有在商务活动中由于不得不耗费时间，产生"有何意义"的感觉。

即使不用发言，但作为公司的一员必须参加会议，有很多像这样被白白占用的时间。

在这一点上，美国是一个注重个人主义、以工作完成度为标准的社会，对个人的时间观念是很包容、尊重的。

在以结果为导向的环境中，并不拘泥于工作开始、结束的时间以及工作时间的长短，只要取得成果就能获得认可。相反，即使是努力工作了很长时间，但没有成果，仍然会被视为无能。

职场的交际和聚会，通常是在一个自由的环境中，自由地交换信息，并没有必要非得待到聚会结束，各自可以根据自己的时间决定何时离开。

对时间的观念之所以灵活，是因为每个人都想要珍惜自己的时间，同时也尊重他人的时间。我最初也会感觉别扭，但是真正合理的观念就应该是这样，现在我也完全习惯了。

日本是一个治安良好、安全的国家。东西放在那儿也不会被盗，钱也不会被偷，是非常好的国家。

但是，日本人倒是出乎意料地坦然地"偷取他人时间"——我总是这样感觉。

比如，长时间被会议束缚就是例子。

还有类似"去问候您"这样表示敬意的拜访。好不容易与对方见了面，却不直接进入正题，而是说声"今天只是来打个招呼"就回去了。这种情况在日本并不少见。

或者是像"联谊""联欢"这样的聚会。日本人有一种很难说出"我不参加这样的聚会"的压力。

以上也许只是一些微不足道的事情，但是这样的事，正在剥夺别人宝贵的时间，在日本对这一点的认识还比较薄弱。

　　不随便地剥夺他人的时间，其实也是在珍惜自己的时间。总盗取别人的时间是不应被容忍的事情。

　　改变对待时间的态度，也是很重要的。

炫耀自己忙到没空睡觉 = 无能之人

前面提到过，在对待睡眠上，日本人基本上都认为"这是可以压缩的时间"。

"昨天也是通宵。"

"太忙了完全没有时间睡觉。"

日本人喜欢像小孩子之间比赛一样"炫耀没睡觉"，认为"爱睡觉的人 = 无能的人"。希望今后持这样的观点会被当作是一件不好意思的事情。

人们应该改变对待时间和睡眠的态度，正确认识到：越是关键时刻，越要好好睡觉。

因为与以高反弹床垫而知名的 airweave 公司共同研究的关系，我有很多与运动员接触的机会。世界上顶级的运动员们，因为知道睡眠对自己的状态有多重要，所以都会好好把握睡眠。他们能够强烈地感觉到改善睡眠能给人生带来巨大的改变。

越是体验到改善睡眠的成果的人，越不会忽视睡眠。

在这一点上，商务人士应该也深有感触。

当被要求在某个时间内必须完成重要工作时，当突发意外情况，为问题必须到处奔走的时候，**责任感强的人往往会产生强烈的"现在哪儿有时间睡觉"的想法，进而压缩睡眠。然而，这恰恰是最不应该有的做法。**

这个时候反而应该好好睡觉，避免判断力变得迟钝。不睡觉会适得其反。

第 5 章

女性、儿童、老年人应掌握的睡眠常识

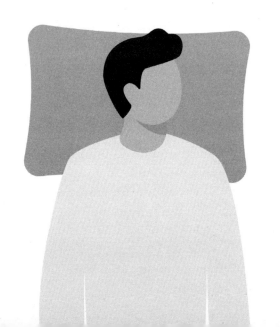

睡眠所肩负的"五大使命"

接下来让我们了解一下睡眠的作用，即睡眠的 5 项使命。

1. 让大脑和身体得到休息；

2. 调整激素及自律神经平衡；

3. 组织和巩固记忆；

4. 提高免疫力，远离疾病；

5. 清理大脑代谢物。

以前我们一般认为睡眠就是大脑和身体处在"休息"的状态，简言之，就是让大脑和身体开关处在闭合状态，未曾考虑过其中深层的含义。

但是，随着浅睡眠的发现，我们得知睡眠时大脑会定期地处在活跃状态。也就是说，**睡眠不仅仅是休息，它可能还承担了更加复杂的功能。**

1968 年，我们首次知道，在刚入睡时**最初的深睡眠阶段，生长激素分泌活跃**。这是由当时在美国留学的东京大学高桥康郎教授（公益财团法人、神经研究所附属睡眠呼吸障碍医院名誉院长）发现的。

生长激素是用来调节新陈代谢的。骨骼、肌肉也会受到生长激素分泌的影响形成新的细胞。

此外，可以明确的是，生长激素对于自律神经的平衡也非常重要。如果自律神经紊乱，就会影响交感神经与副交感神经，从而阻碍睡眠。

之后，多个组织的研究发现，尤其在浅睡眠阶段，我们的大脑是在组织记忆的。记忆的组织也有很多阶段，不仅是浅睡眠中，浅层的深睡眠以及入睡后的深度深睡眠都与记忆的形成有关。今天，"**睡眠可以巩固记忆**"已经变成了毋庸置疑的共识。

此外，睡眠对**提高免疫力**的作用也得到了广泛的关注。

实验证实，如果睡眠不足，患上传染性疾病的风险会提高。例如，即使接种了流感疫苗，在睡眠充足和睡眠不足的两种情况下，抗体产生的效率也是不同的。

在每个人体内，作为癌症诱因的异形细胞（非典型细胞）（heterocyst，atypical cell），都存在一定的存活概率。一般情况下，切除了异形细胞后，如果无法保证适当的睡眠，会导致免疫力下降，异形细胞很难完全清除。所以，睡眠不足也会增加罹患癌症的风险。

此外，还有最近被发现的在睡眠时开始活动的**去除大脑代谢物**的"类淋巴系统"。"类淋巴系统"已经在第一章进行过说明。

就像前面说的，大脑内的代谢物和垃圾被排到大脑外侧以及侧脑室的脑髓液中，从而被静脉吸收。脑髓液排出这一行为在睡眠时变得活跃。

如果睡眠不足，脑髓液排出就会受阻，能够诱发阿尔茨海默病的蛋白质代谢物"β 淀粉样蛋白"（amyloid beta）就会沉淀、堆积，提高患病风险。

由此可知，为了减少阿尔茨海默病的患病风险，年轻时就要保证充足的睡眠，而不是等到上了年纪才开始意识到睡眠的重要性。

100万人规模的调查给我们的启示

　　2002年，美国进行了100万人规模的大型流行病学调查，给睡眠医学带来了巨大变革。这一调查使睡眠时长与疾病、死亡率之关系的真实情况浮出水面，引起此前忽视了睡眠这一影响因素的内分泌研究人员的关注。与此同时，这一调查也推进了代谢综合征与睡眠时长的关系以及与糖代谢的关系的研究。

　　还有证据证实，睡眠不足，会增加**高血压、肥胖、糖尿病等疾病的患病风险**。

　　睡眠不足与抑郁症的发病率也有深层的关联。

　　虽然目前医学界还无法明确是抑郁症带来的烦躁、消沉情绪导致睡眠困难，还是睡眠不足加重了抑郁症的病情。但可以明确的是，如果睡眠量不足，抑郁症的发病风险会增加 3 倍。

同样，我们也无法得知是睡眠不足导致压力积压，还是因为压力过大从而无法入眠。但同样可以明确的是，**睡眠不足的确会引发各种各样的精神疾病**。

当患上酒精依赖、药物依赖的时候，睡眠的质量会急剧下降，形成失眠，甚至导致精神崩溃。

抑郁症、糖尿病也被认为是全身性的"炎症"。

睡眠不足会影响体内平衡（homeostasis），这种情况下身体只要稍有不适就会增加患病风险。

因此，良好的睡眠是抵御疾病的"万能利器"。

拥有良好的睡眠，可以抑制各种疾病的发病率；即便已经出现了**病症，也因为自身免疫力高，具备康复能力，不久病情就会好转**。睡眠可以说是治疗各种疾病的"万能药"。

睡觉时，我们的身体内部进行着与生命本质现象相关的重要活动，因此，说睡眠与生命力有直接关联一点都不为过。

肥胖是全身性的炎症？

近年来，有一种说法是"**肥胖是全身性的炎症**"。

对于"炎症"的印象，之前我们一直认为它是身体的一部分出现热、红、肿、痛等现象，或是产生功能障碍。例如感染病和外伤之类引起的症状。

但是，炎症的内涵远比我们想象的更广泛，把引起全身性变化的现象称之为"炎症"，并无不妥。

"肥胖"是脂肪组织中的中性脂肪过剩堆积的状态。这些**堆积的脂肪细胞分泌出多种细胞因子（生理活性物质），进而影响周围的细胞。**

也就是说，脂肪细胞产生了炎症性的反应之后，无法正常运作，导致肥胖。因此说肥胖是全身性的炎症。

有一种与摄食相关的激素叫"瘦素"。这是一种由脂肪细胞释放的物质，能起到抑制进食的作用。

如果功能正常，由脂肪细胞分泌的瘦素可以抑制食欲，不会因进食过多导致脂肪过剩堆积，但是肥胖者的抑制食欲功能被损坏，所以他们会有越吃越多的问题。

我们知道，**如果睡眠不足，会导致"瘦素"分泌困难。**

而另一种由胃分泌的"胃饥饿素"是促进食欲的激素。**如果睡眠不足，会导致该激素分泌增多。**

从美国 100 万人规模的流行病学调查中得知，**睡眠时间越短的人越容易变胖。**肥胖程度与睡眠时长成反比关系（见图 5-1）。

男性虽然也有这种趋势，但这个规律在女性身上更明显。进行调查的当时，还不清楚"瘦素"与"胃饥饿素"的存在，但是调查结果却真实地反映了睡眠不足与食物摄入量之间的关联。

那么，难道睡得多就不会变胖了吗？如果是这样的话，似乎可以"边睡边减肥"了。从调查结果来看，睡眠时长比标准时间长的人也有肥胖趋势，也就是说睡得不够和睡得太多都不好。

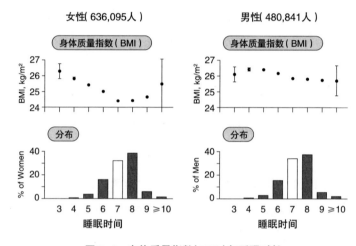

图 5-1　身体质量指数（BMI）与睡眠时长

　　我们已经发现了失眠与 2 型糖尿病的关系，那么失眠为什么会导致糖尿病呢？其中机理目前为止还不得而知。

　　对此，斯坦福大学睡眠生物节律研究所协同德岛大学综合生理学教室的近久幸子讲师和势井宏义教授等，一起开展了实验，得到了一个值得深思的结果。

　　将慢性失眠动物模型与急性失眠动物模型做比较的数据可行性，还有不少人存疑。为此，近久讲师及其团队通过在鼠笼的地板上，铺设一张市面上常见的金属丝网，给老鼠施加紧张感，创造了一个持续睡眠缺失的模型。

该模型经过了 3 周的饲养后，老鼠的糖耐出现异常，在其脂肪细胞中也检出了炎症现象。该模型对阐明睡眠缺失与糖尿病发病之间的机理起到了一定的作用。对于今后的进一步研究成果，我们也将拭目以待。

世界上的头号睡眠困难户——日本女性

从前文可知，日本人的睡眠时长在任何统计数据中都是世界最短的，相比男性，**日本女性的睡眠时间更短**（见图 5-2）。

毫无疑问，世界上最睡不着的就是日本女性了。

而且，据报道称，高学历的日本女性睡眠时间有进一步缩短的倾向。

其中最明显的就是有孩子的职业女性。

原本日本社会就是由女性独自承担家务和育儿的模式。尽管夫妻双职工家庭日益增多，但是夫妻间的任务分担却没有像欧美国家一样随之进步，这也是造成女性睡眠问题的一大原因。

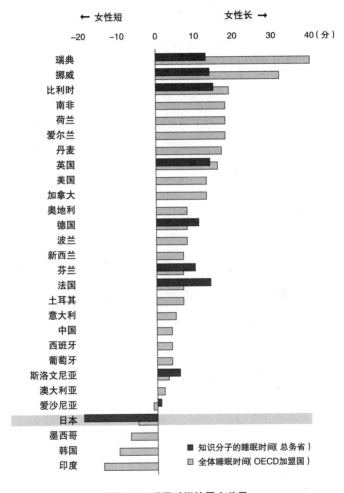

图 5-2　睡眠时间的男女差异

通过比较男女睡眠时间得知，女性睡眠时间短的国家除了日本以外，还有印度、韩国、墨西哥等。而欧美各国，女性普遍睡得更好。

最近常常听到关于"奶爸"的话题，我想这是日本家庭开始推进夫妻双方分担家务和育儿的好兆头。

雌激素、孕酮等性激素对调节睡眠有巨大影响。女性的一生中，生理期、妊娠、分娩、更年期，都伴随着体温和性激素的变化。因此，日本需要成为一个关心女性、呵护女性的社会。

除了这些让女性感到担心的数据以外，让我们来看一组让女性安心的数据。不合理的睡眠时长，不仅会增加肥胖率，还会增加死亡率。男性从四十岁开始这种趋势就会变得明显，而女性则要到七十岁才会呈现出这种趋势。这种男女之间的差异也反映到了平均寿命上，所以也别忘了关心和呵护一下作为家中顶梁柱的父亲。

从美容和抗衰老角度出发，现在也有不少人关注起睡眠来，其中，认识到睡眠重要性的女性或许要比男性更多，她们对于睡眠的意识绝对不低。因此我认为，今后的社会中，女性应该能睡得更好。

睡不着的人会变丑

2017 年，瑞典卡罗琳斯卡研究所发表了一份研究报告，该研究所因其诺贝尔生理学和医学奖评选委员会而闻名。

该项研究以男女合计 25 人为实验对象，连续两天只让他们睡 4 个小时，然后拍下他们的照片，展示给 100 个人看。这些照片除了获得了**"不健康""嗜睡"**等评价外，还有**"无魅力""不想与之交往"**等负面评价。

或许很久以前会有人批评"这是正经的医学研究吗"，但它的确是一项认认真真的研究。

睡眠不足会极大地左右别人对你的印象。

我们人生会经历面试、发表演说、销售以及各种各样新的邂逅。虽然与对方面对面时，人们不会直接说"这个人看上去睡眠不足，有些憔悴""这个人看上去好疲惫"之类的话，但是大家都会有这样的感受，而且绝不会是积极的印象。对方甚至会想"不想和这个人有关联"。

所以最好意识到，睡眠不足是显著降低你在别人心中印象的一大负面因素。

睡眠对大脑的发育有多重要呢？

刚出生的人类婴儿总是在睡觉（见图 5-3）。

几内亚猪（豚鼠）是在大脑发育完全的状态下出生的，它们出生之时就能睁眼，还有牙齿。它们的大脑与成年动物相似，连睡眠模式几乎都和成年动物相同。

马和羊也是如此，出生之时就能站立。动物幼崽出生时状态不同，与其说是身体能力不同，不如说是因为**大脑发育程度的不同**。

人类是在大脑还未发育完全的状态下出生的，因此新生儿几乎一整天都在睡觉。这叫作"多相性睡眠"，每天会长达 16 个小时。

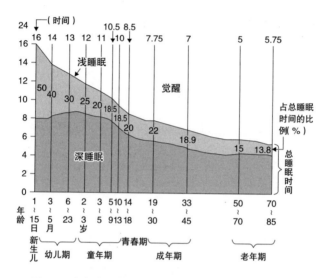

图5-3 根据年龄变化的总睡眠以及深睡眠、浅睡眠时间

儿童与成人的睡眠模式完全不同。在儿童的睡眠中，浅睡眠时间相当长。而且，深睡眠中的深度睡眠比较频繁。在大脑发育的过程中，深度的深层睡眠与浅睡眠恐怕起到了非常重要的作用。虽然尚未清楚为什么人随着年龄增长浅睡眠会渐渐变少，但可以确定的是它与发育有着千丝万缕的关系。

随着年龄的增长，睡眠时长会渐渐缩短，清醒的时间增多，但夜间睡眠仍然无法保持整天清醒，所以对儿童来说午睡是非常必要的。

孩子到了入学年龄，就可以保持每天连续 14 至 15 小时的清醒状态。

而睡眠模式变得完全同成人一样，大概要到 12 岁左右。

有一项著名的实验向我们展示了未发育的大脑的可塑性，以及睡眠究竟对大脑有多重要。

实验给刚出生的小猫戴上眼罩，遮住右眼 6 个小时从而避免视觉刺激。中枢神经系统的信息是以左右交替的方式进入大脑的，这样右眼就无法向左脑传达视觉信息。

于是，左眼就向左脑传递视觉信息。也就是说，**原本难以构成神经回路的同侧眼睛与大脑，因为应激反应，形成了新的神经通路**（见图 5-4）。

像这样，在发育过程中大脑做出应激反应，并且形成最适处理系统的特性就称为"可塑性"。我们可以发现，小猫幼年时大脑的可塑性比较强，但是随着大脑的发育，基本上就不会有这样灵活的可塑性了。

并且，**小猫接受单眼刺激之后，如果不让小猫睡觉，大脑的可塑性也会失效。**

处于不成熟发育期的大脑具有应变能力，并且该能力通过睡眠才发生作用。人类大脑也具备这样的机制。

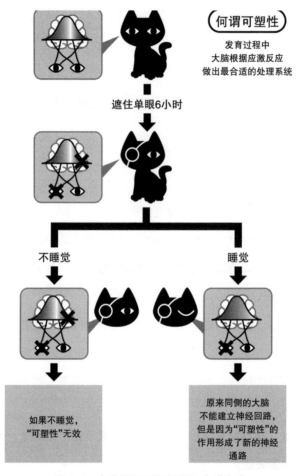

图 5-4 大脑的可塑性及睡眠:小猫实验

　　由此可知，对于大脑处在发育、形成期的儿童来说，保证睡眠是何等重要。

睡眠不足与儿童发育障碍

如果儿童在成长过程中有睡眠障碍、入睡困难等问题，有可能导致大脑发育异常，出现与"注意缺陷多功能障碍（ADHD）""学习障碍（LD）"等类似的症状，变得急躁，易怒，上课坐立不安，无法理解老师说的话。之所以说是"类似症状"，是因为目前尚未确定这种症状是否就是上述的发育障碍，还是仅仅只是偶然性的相似症状。

目前为止已有很多报告显示，虽然有些儿童在当时被诊断为注意缺陷多功能障碍，但实际上是患上了睡眠呼吸暂停综合征，治疗了睡眠呼吸暂停综合征后，也有效改善了注意缺陷多功能障碍的表现。

当今，儿童睡眠不足不再是罕见的事。但是儿童睡眠时间减少、熬夜的状况在最近二三十年间发生了急剧的增长。当然我们无法预知这样发展下去会造成什么样的后果，但它势必会引发各种各样的危机。

关于儿童的熬夜倾向，经常被归结为游戏与智能手机的诱惑，而往往忽略了父母的影响：如果父母经常熬夜的话，孩子一般也是如此。

成年人熬夜、玩手机，却让孩子"早点睡""不要再玩游戏"，你认为这样有说服力吗？

大人不以身作则的话，孩子的生活习惯也不会改变。

如果担心儿童的大脑发育，那么需要全家一起行动起来，改变生活习惯。

生长激素的分泌与抗衰老

睡眠可能与抗衰老有很大的关系。

衰老究竟会让身体产生什么变化呢?

简单来说,人体内有大约 60 万亿个细胞,每个细胞都处在不断更新的状态,一旦这些细胞的翻译、转录功能出现错误,就意味着衰老的出现。

年轻时细胞虽然也有一定的概率会出错,但其修复能力较强。随着年龄的增加,细胞无法修复错误的情况不断累积,功能也就不再正常。

知道了这些,就能理解为什么随着年龄的增加患病风险也会变高了。

人们在年轻时身体能够灵活地应对各种各样的病变,因此患病风险低。随着年龄的增加，人体对抗疾病的能力变弱，自然而然地患病风险就会变高。

那些与睡眠相关的生理功能，例如体温调节、自律神经系统调节、对光的感受性等，它们也都不再像年轻、健康时那样能正常地工作了。

如此一来，生长激素的分泌量也会减少。**抗衰老与生长激素的分泌有很大关联**。

当提到抗衰老与生长激素，女性或许会第一时间联想到"没有皱纹""没有黑眼圈"，但实际上不仅是皮肤，生长激素对骨骼也有影响。

得了骨质疏松，稍有不慎就容易骨折，有的人因此卧病在床，在衰老的路上一去不复返。

但是，如果能确保睡眠，那么即便上了年纪，生长激素也是可以好好分泌的。

从这个意义上来说，生长激素除了对皮肤状态这种表层问题有效以外，还具有维持健康、延缓衰老进程的重要作用。

老年人如何确保高质量的睡眠

上了年纪后，体温调节功能会减弱，血液循环变差，散热功能也会减弱。

一到炎热的夏季，因中暑被送往医院的老年人就会增多，这是因为他们无法正常散热。

此外，因为内脏功能以及肌肉的衰退，老年人产生热量的机能也会减弱。

老年人不仅生长激素分泌变少，褪黑素的分泌也会减少。

对光的感知性也会衰退。

因此可以认为，人体老化是各种各样因素复合叠加后，导致人体的反应变得迟钝的过程。

不仅如此，上年纪后睡眠也会受阻。首先是入睡变难；接着，最初的深度深层睡眠出现频率降低，中途易醒；还会出现尿频的生理现象，多次起夜。结果导致"无法睡好"的感觉越来越强烈。

衰老可以被延缓，但不能复原，且不可医治。

因为身体不再具备年轻时那样可长时间持续睡眠的条件，所以"如何与现在的身体相处"变得十分重要。很多老年人都知道"不好好睡觉，会对健康不利"，但是晚上八九点钟躺在床上，凌晨两三点就醒来也已是常态。

既然无法具备与年轻时相同的睡眠状态，所以掌握良好的睡眠技术就变得非常有必要了。

最好的方式就是，**生活张弛有度，每天都过得有计划性。**

或许你会觉得老年人都是早睡早起的，但实际上并不是这样。

有些老年人已经习惯了熬夜生活：

白天不太活动，稀里糊涂地就过完了一天。因为无所事事，所以感到意想不到的痛苦，坐着坐着就昏昏沉沉地睡了起来。

导致到了晚上也不睡觉，呆呆地望着电视画面。

深夜，终于上床睡觉了。但是，想到第二天也没什么事做，于是起床时间也变晚了。就这样，往往到了下午才开始沐浴到阳光，就这样逐渐地生活规律被打乱，患上了昼夜节律紊乱性睡眠障碍。

连老年人都变成了夜猫子。

要改变这一点，重要的是要让生活有张有弛。

老年人渐渐地与人交往变少，不爱出门，生活缺少张力，这些都是最不可取的。

不要因为觉得上了年纪就没有非做不可的事了，可以无所事事地生活。给自己定一个时间早点起床，提升白天的活动状态吧！

为了晚上可以睡一个完整的觉，一定要提高白天的活动量。

即便上了年纪，也要尽可能有规律地生活，这样才能确保睡眠质量。

"午休小憩"可以让阿尔茨海默病发病率降为 1/7

虽说无法像年轻时睡得那么好，但是认为**"老年人只需要短时间的睡眠"，这种想法是错误的。**

2000 年，国立精神·神经医疗研究中心的朝田隆、高桥清久对 337 名高龄阿尔茨海默病患者及其配偶 260 人，实施了关于"午睡习惯与认证障碍发生风险"的分析。

由此得出，"午睡不到 30 分钟"的人与"没有午睡习惯"的人相比，前者的患病率仅为后者的 1/7。(见图 5-5)。

此外，"午睡 30 至 60 分钟"的人与"没有午睡习惯"的人相比，前者的患病率不到后者的 1/2。

如果晚上睡不长，那么中午最好小睡一下，让大脑得到休息。

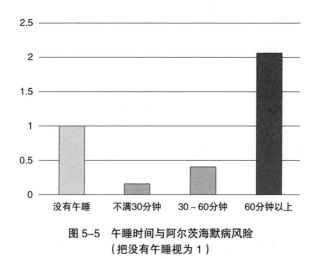

图 5-5　午睡时间与阿尔茨海默病风险
（把没有午睡视为 1）

　　主动躺下小睡 30 分钟，与迷迷糊糊坐着、来回摇晃凑合着瞌睡，存在质的区别。

　　老年人越来越难拥有良好的睡眠循环，让我们一起想办法来帮助他们提高睡眠质量吧！

　　随着老龄化时代的到来，老年人护理问题成为了社会的焦点。

　　除了自己的睡眠之外，越来越多的人开始关注起家中老人的睡眠。

　　为什么睡眠可以抑制阿尔茨海默病的发展呢？

实际上，**疾病本身的发展并不能被制止。**

患上阿尔茨海默病后，睡眠状态就会变得不规律，甚至出现行为上的问题。

例如，由于无法进行完整的睡眠，中途频繁醒来，病人会出现不清楚自己在哪里的状况，在轻微的意识障碍下来回走动，陷入"神志失常状态"。由于无法预测患者在什么时候会以何种精神状态去到哪里，所以对于阿尔茨海默病患者的家庭来说也是非常大的负担。

这样的行为问题也受到昼夜节律紊乱性睡眠障碍的影响。有时可以通过改善睡眠来抑制问题行为的发生。

如果能抑制病情恶化，不仅是对阿尔茨海默病患者本人有好处，对于患者的家庭来说也是一件幸事。

调节昼夜节律时，可以通过强光疗法，让患者服用褪黑素或者褪黑素受体激动剂来修正节律。

另外，上了年纪之后，不要一整天都躺在家里，清晨早早地起床，晒晒太阳，去外面走走，沐浴灿烂的阳光吧！

如果能对患者进行言语上的问候，让他们做一些简单的练习和轻度的运动那就更好了。因此，定期去日间护理院也未尝不好。

关于问候，有一种方式叫作"humanitude（法语，意为"像

人一样"）"，意即对痴呆症患者进行关怀的时候，要尊重他们，
说话的时候要注视对方的眼睛，沟通的时候要用心，阿尔茨海默
病患者的反应也会发生不可思议的变化。最近这种方式受到了广
泛关注。

第 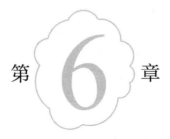 章

熟睡环境营造法

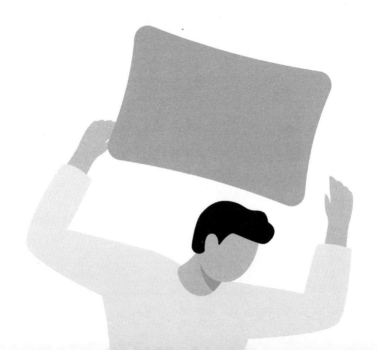

选择寝具要看"透气性"

2010 年冬天，我接到了寝具制造商爱维福（airweave）的委托，希望对他们生产的床垫进行科学测评。

该公司生产的高弹力床垫"airweave"采用的是独家研发的芯材 airfiber。

这款产品在 2010 年时就已经获得了当时活跃于世界体坛的运动员们的好评，他们认为使用了该产品后"睡得更香了"。

游泳运动员北岛康介、花样滑冰运动员浅田真央、网球运动员锦织圭这些世界顶级运动员，在远征比赛时都会带上爱维福。我们可以看到他们在国际大赛上取得好名次后回国时的行李手推车上，还放着印有爱维福公司标志的包。

但是，作为日常使用的寝具，爱维福在一般消费者中还没有那么高的知名度。社长兼会长的高冈本州希望能够通过科学的实验数据来让大家了解到爱维福的优势。

起初，我自己对能否通过科学证明寝具与睡眠质量的关系也持怀疑态度。

每个人对寝具的喜好不同，即便它结构优良，但能让所有人都觉得舒适就另当别论了。况且，测量睡眠质量本身就是一个复杂的工作，如何收集数据是个值得深思的问题。

当初，高冈社长强调了爱维福"高弹力"的特点。高弹力的 airfiber 可以有效地支撑身体，确保正确睡姿，缓解疲劳。它可以帮助脊柱保持自然的 S 曲线，使翻身更加容易。可以说这是它最大的优势。

不仅如此，我关注的还有床垫的"透气性"。爱维福（airweave）品牌名称的意思是"空气编织"，与一般的聚氨酯材料床垫相比，airfiber 是一种特殊材料，其透气性相当出色。

良好的透气性能保证入睡时拥有自然的体温变化，我开始思考，这是不是可以进行科学论证和测量的切入点呢？

世界首次关于"寝具与睡眠质量"的科学论证

　　我们SCNL的OB（日式英语"old boy"的缩写，意思是曾在SCNL里学习过、现已毕业离开的学生，此处为校友的意思。——译者注），现任东京慈惠会医科大学教授（实验时时任讲师）的千叶伸太郎医生，协助我们进行了实验调查。

　　千叶教授担任所长的神奈川县川崎市"太田睡眠科学中心"，配备有诸如睡眠测谎仪之类的各种检查仪器，使得即使在日本我们也可以通过各种先进的医疗设备进行实验。

　　我们对10位年轻人进行了实验，受试者均为健康且没有睡眠障碍的成年男性（平均年龄26.7岁），安排他们在太田睡眠科学中心的单间内睡觉。

　　受试者被分为两组，一组使用爱维福的高弹力床垫，另一组使用价格相近的低弹力床垫，分别测量并且记录他们睡眠时（23点到7点）的脑波、深部体温（直肠温度）变化以及翻身次数。此外，还记录下他们清醒时的主观感受，例如"睡得是否香甜""有没有一觉睡到自然醒"等。

两组受试人员每一至两天交替使用两种床垫。

为了不让受试者有先入之见，事先并没有告知他们这项睡眠实验是为了测量床垫对睡眠的影响。考虑到身体状态的季节性变化，我们在夏季和冬季分别进行了同样的实验。

人在清醒时，深部体温会比皮肤温度高2℃左右，入睡后会降低。两者的温度差变小时，身体就会进入易睡状态。

使用低弹力的聚氨酯材料床垫时，入睡后不久深部体温会稍稍下降，入睡一小时后，基本上就不再下降，反而还略微上升。

与之相对地，使用爱维福床垫时，入睡后不久深部体温就平稳下降，并且该状态能维持大约4个小时（见图6-1）。与使用低弹力的床垫相比，使用爱维福床垫时深部体温平均低0.3℃左右。解析脑电波频率后发现，**深部体温更低的同时，入眠初期的深度睡眠时间变长了**（见图6-2）。

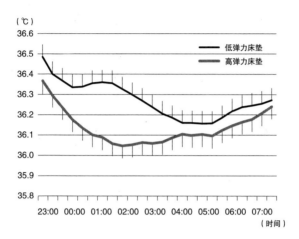

图 6-1　年轻成年男性睡眠时的深部体温变化

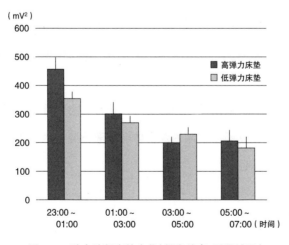

图 6-2　脑电波频率的变化（频率越高，睡眠越深）

可以判断在相同时长的睡眠中，深度睡眠时间越长，睡眠质量也就越好。

得到了这项结果后，我们进一步研究不同床垫对中老年人的影响。

年轻且健康的人深部体温变化是平稳且顺利的。但是随着年龄增长，深部体温的下降变得越来越难。

我们以 20 名中老年人（55—65 岁）为对象进行了相同的床垫实验。

虽然中老年人的深部体温不容易下降，且下降幅度不如年轻人多，但是实验数据可以明显看出使用爱维福床垫时，深部体温下降更明显。

同时还可以监测到，深部体温下降后睡眠脑电波也处在深度睡眠状态。

由此得出，**使用爱维福床垫时，正是因为它透气性好、散热平稳的特点，使睡眠初期的深部体温显著下降，也更容易获得高质量的深度睡眠。**

我们将这项于 2011—2012 年进行的实验结果写成论文，发表在 2018 年的美国科学杂志 *PLOS ONE* 上。*PLOS ONE* 是 2006 年创刊的首本公开型学术杂志，它是继 *Nature*（《自然》）与

Science（《科学》）后的又一本具有重要分量的学术杂志。

以寝具的选择为角度来分析、论证睡眠质量，这在世界上是首例，本人也感到十分自豪。

这项实验研究结果之所以能够在书中分享给大家，正是因为该结果已经经过严谨的科学杂志背书了。

从"体温变化"入手，营造良好入睡条件

想要调整卧室的环境，养成良好的睡眠习惯，不妨从"入睡时的体温变化"这个角度入手。也就是说，**如果能够促进深部体温降低，不仅能提高入眠速度，还能提高睡眠质量**。

例如泡澡。特别是寒冷的季节，泡个热水澡，让身体暖和起来，心情舒畅，感觉立马就能入睡。这是因为身体变暖后，收缩的血管就会打开，血液流通顺畅，促进散热，可以有效帮助睡眠。

但是泡澡也会导致深部体温升高。深部体温比皮肤温度更难下降，**泡完澡后，暂时升高的深部体温无法降到原来的温度以下，也会导致无法快速入眠**。尤其是在刚泡完澡不久，前胸还在出汗，这个时候是想睡也睡不着的。

这里有一项实验，在 40℃水中泡 15 分钟澡，身体的深部温

度就会上升 0.5~0.6℃。

之后，恢复到入浴前的深部体温要花上 90 分钟左右的时间，在此之后深部体温才开始下降，渐渐开始有睡意。也就是说，**泡澡后要经过 90 分钟左右，才能达到容易入睡的状态。**

因此，可以按照你的入睡时间倒推，把泡澡结束的时间提前 90 分钟就可以了。但如果仅仅是淋浴，深部体温基本上不会受影响，也没有什么助眠效果。

想要提高睡眠质量，泡脚也比淋浴的效果更好。因为提高皮肤温度更容易进行散热，即便泡脚的时候身上没有碰到热水，还是有利于深部体温下降的。

体寒的人与其穿袜子睡觉不如泡脚

有些寒性体质的人因为"脚冷而睡不着",所以穿着袜子睡觉。大家要注意,实际上这会起到反作用。

之所以脚冷,是因为寒冷导致了末梢血管收缩。此外,体内的**热气想要扩散却扩散不出去,深部体温难以下降,身体内部没有做好入睡的准备**。

即便脚部因为穿了袜子感觉变暖和了,但这样睡睡觉,袜子只会影响散热。本来"脚冷、睡不着"就是散热差的问题,再加上几层袜子,只会雪上加霜。

这种体质的人,应该泡泡脚让血管打开、加快散热,然后脱掉袜子,这样反倒能睡得更好。如果怕冷的话睡前可以事先暖好被子。

　　但是，解决寒冷体质的根本方法还是要从改善体质入手。比如平时增加手脚的血液流量，通过按摩让血液循环顺畅。运动不足的人要运动起来，调整身体的代谢。

调节室温能够降低心肌梗死及脑出血发病

室温也是控制体温的一大要素。

盛夏时节之所以难以入睡，是因为气温高导致深部体温不易下降。

有些老年人认为"开着空调睡对身体不好"，所以他们睡觉的时候讨厌开空调。但是，上了年纪后，**体温很难下降，更容易变得闷热难眠。**

空调不用开整晚，睡前打开空调让室温降低，设定一至两小时后自动关机，这样的话更容易入睡。

在寒冷的季节，我们通常会感到早上起不来，这是因为**寒冷的室温阻碍了深部体温的上升。**

简单的改善方法是，让空调在起床前一小时左右自动开启制热模式，提前预热室温，帮助深部体温上升，这样起床就变得容易了。

通过室温管理，还可以减少心肌梗死及脑出血的发生。有报告称，**在深部体温最低的凌晨 3 点左右，心脑血管性疾病的发病率较高。**

综合以上来看，根据季节来调整入睡和起床时的室温，是很有好处的。

一般情况下，将夏季室温控制在 24~26℃，冬季室温控制在22~23℃比较舒适。但是体感温度也会受到湿度与室外气温变化影响。

所以，最好是事先了解自己在室温多少度的时候感到舒适。

体温变化也是一个重要的生物节律。明白了体温调节的原理，睡眠会变得更好。

深部体温易于下降，进而加快入睡，是提升入睡初期深度睡眠质量、让大脑迅速冷静下来的最重要条件。

最适合作寝具的材料

从前，我们一般用的是又厚又重的棉被。在日本，因为严冬时节家中通常比较寒冷，人们更加重视局部制暖，睡觉时盖上厚重的被子，这样身体的热量才不会跑掉。

但是，现在丰富的制暖设备使得保持室内温度已不再是问题，寝具也相应发生了变化。

如果在冬天也能保持一定的室温，厚重的被子就完全不需要了。因此，**重量轻、保暖性佳、不会发霉的羽绒被**理所当然地成了大家的宠儿。

对于夏季高温潮湿的日本来说，最适合的寝具就是**毛巾被**。毛巾被是日式英语，虽然现在欧美国家有浴巾这种毛巾材质的东西，但原来国外是没有的。很早的时候，日本人就考虑是否可以用吸水性好的毛巾来做夏天盖毯的问题。

尤其对于婴儿、儿童来说，他们的体温变化幅度很大，睡觉时会大量出汗，毛巾材质的被子，也是非常方便清洗的。

即使是成人，一晚的出汗量也能达到一杯水的程度。因为只有通过出汗，皮肤才能够散热，深部体温才会随之下降。

虽然每个人对寝具的喜好不同，但是从体温变化的观点来看，由于睡眠时身体希望处在散热状态，所以"良好的透气性"就是寝具选择的关键。

不管是床垫、褥子、被子、枕头，或是贴身睡衣，最好都选择不妨碍体温自然变化、透气性良好，而且出汗之后可以带走水分的吸水性材质。

顺便介绍一下，这些年来我非常喜欢的，去哪里都会随身携带的一款衣服的材质。

这种材料就是 3M 公司的"新雪丽"。（"新雪丽"为 3M 公司注册的保暖材料商标。——译者注）

我喜欢穿的著名登山用品制造商 Montbell 公司开发的冬季运动服，不仅轻薄，而且具有极佳的保暖性，透气性也十分出色。

这种材料细小的纤维中间是像通心粉一样的空心状态，空气被封锁在其中，具有隔热效果。它的灵感来源于北极熊的皮毛结构。

羽绒的洗涤养护工作通常十分费神，但"新雪丽"采用的是合成材料，普通家庭也可以非常简单地进行清洗。此外，羽绒服体积庞大，携带不便，相比较而言"新雪丽"既轻薄体积又小，携带非常方便，深得我心。

"新雪丽"出色的透气性可以让人体即便在高温环境下也不觉得闷热，其良好的保温性还能有效防止体温急剧下降。我准备了好几件内胆衣、马甲、外套，除了夏天一直都随身携带，有时还把它们当作睡衣。特别是在无法控制环境温度的飞机上，推荐你们可以当外套使用。

我经常开玩笑说，"穿了'新雪丽'的睡衣，连感冒都不会得了，或许寿命都能延长10年"，可能这未必是玩笑。

最近，"新雪丽"这种材料也被用到了寝具上。

选择枕头的重要原则——让脑袋冷却下来！

枕头的选择也是影响睡眠质量的关键。

影响我们选择枕头的因素有很多：高度、头部放置的角度、材质、软硬、仰睡还是侧睡的习惯……有很多人虽然买过各种各样的枕头，但是一直都没能遇上适合自己的理想的一款。

回到日本后，我住在各地酒店的机会增多，因此也尝试了各式各样的枕头——同一家酒店有时就会准备好几款不同的枕头。

在经过多种尝试后，我可以明确的是：低弹力的枕头并不适合我。

使用高密度聚氨酯为材质的低弹力枕头，因其柔软的触感可以很好地贴合人的头型，睡着舒服，颇受欢迎，但缺点是容易蓄热。

大脑的温度与身体的深部温度是一样的。确切地说，大脑温度的下降可以引发睡意。

睡眠是大脑冷静下来的一种状态，因此从物理上也要对大脑进行冷却，只有冷却下来，才能促进睡眠。

我认为透气性差、容易积蓄热量的枕头，并不能提高我们的睡眠质量。

前文说过，体温是通过产热与散热进行调节的，但是有的研究人员认为还存在第三个影响因素——"内热"，它是指体温调节时因为外部环境因素影响而被积压在体内的热量。

那些以低弹力作为优势被追捧的枕头也好、床垫也罢，其卖点都是可以紧密地贴合身体曲线。但是贴合身体、舒适的另一面，就是高度贴合性导致的闷热。特别是聚氨酯材质，它的透气性并不好，就算它具备吸湿性，水分却不会被蒸发。

那么高弹力的寝具如何呢？有很多高弹力的寝具用的也是聚氨酯材质。

虽然聚氨酯类材质也具备一定的透气性、吸湿性，但是通常情况下，该材质都比较容易蓄热。

百名一流运动员床垫偏好的启示

　　爱维福公司一直致力于为运动员的睡眠提供支持，以此为契机，我对 2014 年出征索契冬奥会的 100 名日本运动员的床垫偏好性进行了数据分析。

　　分析结果用一句话来概括就是：**体重偏重的运动员喜欢硬床垫，体重偏轻的运动员更喜欢软床垫**。

　　当然，这不仅仅是体重的问题，还与他们的体格差异，也就是因竞技种类不同导致的肌肉状态和体形不同都有关系。例如，身体纤细、肌肉柔软的花样滑冰选手，和身材魁梧健壮的有舵雪橇比赛（bobsleigh）选手，让他们觉得舒适的床垫材质就完全不同。

　　一流的运动员清楚地知道如何调整自己的身体状态，并且他们经常思考如何提高自身的睡眠质量，所以非常关注如何让自己拥有更好的睡眠条件。

　　我希望通过总结这些数据，可以为何种睡眠方式能够提升运动表现提供参考。

　　说到喜好，我们往往感觉它是主观的、凭一己之见的事物。但个人喜好实际上受到体格和体形的影响，因为从事的职业不同而不同。也就是说，"个人喜好"根据肌肉疲劳、紧张的位置不同而有所差别，并且随着年龄发生变化。

　　通常人们认为，睡眠研究就是解释睡眠障碍机理并找出其治疗方式的研究。不可否认这的确是一个重要方面，但是我认为，研究健康人群的睡眠质量也是重要的环节。

家庭的照明太过刺眼

习惯了美国生活的我回到日本后，常常觉得很多地方"太刺眼了！"

比如说餐厅。美国的餐厅一到晚上照明就会变得非常昏暗，而日本的餐厅晚上也非常明亮。

酒店的室内照明也是如此。

原本美国家庭和日本家庭采用的照明方式就完全不同。最近日本家庭才渐渐不用荧光灯，越来越多地开始使用安装在天花板上的吸顶灯，但是白色系的灯光还是略微耀眼。

美国家庭几乎不使用荧光灯或吸顶灯，基本上使用的都是橙色系的间接照明。那么为什么美国家庭多选用光线相对昏暗的照明呢？

这是因为他们认为家庭是用来放松、休息的场所。

白色人种的眼球色素比较淡，白色系的灯光会让他们觉得非常刺眼。当然，办公室、学校采用的还是明亮的照明，但也并不像日本亮度这么高。

这么说并不是觉得国外的月亮圆。**单纯地从影响睡眠质量的角度看，日本的夜间照明的确是过于明亮了**。夜晚本来就是黑暗的，对于光线需要控制的就要控制，为身体进入"休息模式"做好准备。

如果可以调整的话，夜间起居室照明最好使用橙色系的光，或者改成间接照明。

浴室与卫生间的照明也是如此。

卧室的照明更要调暗。

特别要避免蓝光系的照明，最好选择暖色系的光线。

睡前调整好环境，避免我们的生物钟判断错误。

经常会有一些老年人晚上起夜之后就再也睡不着了，有可能是因为中途起床的时候，双眼猛然接触到明亮的灯光，激发了身体的觉醒开关。为了避免起夜时灯光对双眼的刺激，夜间最好选择处于足部位置的光源进行照明。

改变夜间照明的方式有很多。

而直接刺激到双眼的照明，留到早上再尽情享受吧！

张弛有度的光线选择，使得生物钟也更容易调整。

睡得越少，吃得越多

你是不是有过这样的经历："肚子太饿了睡不着。"

晚上空腹时，在夜间处于被抑制状态的觉醒激素，即"食欲肽"（orexin）亦称"下丘脑分泌素（hypocretin）"的分泌就会增加，导致难以入眠。

动物具有饥饿就会觅食的本能。饥饿时岂能睡觉？一定要保持清醒，努力搜捕猎物。我不清楚究竟人的体内还留有多少这种野性的本能，但可以知道的是只要肚子饿了，人体的不眠功能就会启动。

因此，为了减肥而不吃晚餐，实际上是会影响睡眠质量的。

吃饱了就会犯困，但如果这时立刻躺下，消化器官正处于活跃状态，身体"开关"不会闭合，也会导致睡眠质量下降。

在这种情况下，摄取的食物不会转化成能量，而是变为脂肪堆积在体内。最近有研究发现，有一种夜间活跃的时钟基因（clock gene），它会提高脂肪酶的储存。

所以最佳入睡时间是消化刚刚结束时，此刻也不会有空腹感，**因此晚饭最好在睡前的两至三个小时前解决。**

对于夜猫子型的人来说，晚饭后到入睡前的时间更长。例如，晚上 7 点吃晚饭，到 11 点的这段时间经过了 4 个小时，肚子又开始饿了，于是管不住自己的嘴，又开始吃东西。

人的一天之中如果睡眠时间短，促进食欲的激素"胃饥饿素（ghrelin）"就会增加，另一种作用于饱觉中枢（satiety center）的激素"瘦素（leptin）"就会减少，于是人更加容易发胖。**睡眠与觉醒的节奏也影响着饮食行为。**

人们清醒的时间越长，摄食行为就会越多。

所以，晚上 11 点以后睡觉的人，如果没法改变晚睡习惯的话，倒不如把晚饭时间推迟一点。

良好的睡眠需要适当培养"睡前小癖好"

大脑在接受刺激后会变得活跃。如果想要让大脑和身体一样进入到"休息模式",最好避免刺激大脑。从自律神经上来说就是让副交感神经占主导地位,使情绪稳定下来,这是非常重要的。

当今最大的问题就是睡前持续使用数码设备的人太多。

电脑、手机的液晶显示屏会发出蓝光,阻碍褪黑素生成,这也是导致生物钟紊乱的原因。但问题不仅仅是光。操作数码设备、获取信息或与人交流,这些行为本身也在持续对大脑进行刺激。

第五章中提到过,尽可能要养成**"晚上某一时间之后不碰数码设备"**的习惯。这一时间应该是到睡前一小时或者一个半小时。

对于儿童来说更需要规定这个时间。儿童的手机等物品需要由父母保管,或者放置在父母视线可及的地方。培养儿童具备

"晚上什么事情不可以做"的意识，对于儿童的健康以及生活态度养成，都会有深远的影响。

当然，为了彻底贯彻实行，父母也需要以身作则。

这里所说对大脑的刺激，未必仅限于外界刺激。

心事也算一种刺激。如果有心事的话，脑海中就会像联想游戏一样，思绪一个接着一个扩散开来。这些担忧、不安的内部因素也会刺激大脑，让睡意远离你。

关闭大脑的开关、轻松步入睡眠世界的关键词，就是"单调"与"无聊"。单调、无聊的感觉可以激发睡意。

适合睡前的音乐也好，书本也罢，要选择那些单调无聊的。让身体情不自禁摇摆的音乐，或者是有趣到停不下来的书，都是白天的专属，睡前就免了吧！

到了晚上，睡眠欲望变高之后自然就会犯困，为了维持这样的睡眠节奏，生活要有计划。几点吃晚饭，几点洗澡，遵循平时的规律来享受夜晚的放松时刻，就寝时间也要固定。**重复常规程序对你的睡眠会有帮助。**

有一本儿童绘本叫作《简的毯子》（偕成社出版），讲的是一个没有心爱的毯子就无法入睡的小女孩的故事。确实，儿童中普遍存在这样的情况，毯子、毛巾被、毛绒玩具等，"有了这些东西才能安心睡觉"。

为什么这些东西会促进睡眠呢？

因为人们认为这些东西的舒适触感，以及渗入其中的香气，能让人有安心的感觉。

或许你还听说过这样的故事，母亲把白天穿的衣服放在小孩的毯子上，小孩子就能安心地入睡。这是因为妈妈的味道能给孩子带来巨大的安心感。

喜欢听父母讲故事才能入睡的孩子，也并不是喜欢故事本身，而是听着母亲、父亲的声音，他们的心情就会变得放松、愉快。

另一方面，成人如果拥有各种"能让自己入眠的小癖好"，那么也能更快入睡。

例如抱枕。为什么有了抱枕就能更加容易入睡呢？因为它可以帮助你摆出一个更能缓解身体紧张的姿势。据说睡相可以反映出一个人疲惫的原因，有了抱枕就能安然入睡的人，说明抱枕可以帮助他们更容易地做出缓解过度疲劳的姿势。

最近蒸汽眼罩之所以好卖，是因为现在感到眼部疲劳的人较多。

让人心神宁静的香氛气味，放松身心的音乐，波浪、雨滴、潺潺的流水声，触感舒适的寝具、睡衣，头部按摩，呼吸方式……

实际上入睡后，人体的感官会被屏蔽，既闻不到香味也听不到声音。所以在睡前的这段时间里，如果能够准备让自己舒心的"助眠装置"，会更容易进入到良好的睡眠周期，深度睡眠在一开始就能出现。

目前有很多研究与睡眠有关的芳香疗法、声音疗法的论文。但可以说其中八成都难以判断其科学性。并不是说这些疗法"不正确"，而是很难精确判断它们究竟对哪些人能产生何种程度效果。

但有一点可以确定的是，诸如此类疗法基本上不会给睡眠带来不良效果。因此，不妨多做尝试，直到遇到你认为对自己有效的那个方式。

换一种闹铃唤醒方式

醒来后的舒适感如何会极大地影响睡眠质量，因此是否能够舒适地醒来也是十分重要的。

每隔几分钟就响一次的"贪睡功能闹钟"并不算是好的唤醒方式。闹钟响了好几次，但始终起不来，那是因为身体还没有做好起床的准备。

设置闹钟时，如果能考虑到身体节律以及睡眠机制，就能拥有舒适的起床经历。

第二章也介绍过，被称为"时间窗闹钟（timewindow alarm）"的方法，**就是要让闹钟响两次。**

例如，假设必须起床的时间为早上 7 点，就可以将第一次的闹钟设定为 6 点 40 分，**第一次闹钟的声音要小**。此时无法突然清醒过来是因为我们还处在深度睡眠中，如果这时闹钟音量太大，深度睡眠突然被切断，那就无法舒适地醒来了。

接着随机性地实验睡眠变浅所需的时间，比如间隔 20 分钟后再设置闹钟，将第二次的闹钟设定为 7 点。**第二次闹钟要选择大音量**。

这样的话，第一次闹钟响起时，就不会造成紧张，为起床时间留有余地，这就是我所说的"时间窗"。距离第二次闹钟响起的时间间隔可以设定为 15 分钟，30 分钟，可以变换着尝试一下，找到让自己最舒服的时间间隔。

也有可能第一次闹钟响起时就能"嗖"地一下起床，人不但清醒，精神也很抖擞。由于比预定时间起得早，就可以利用早起的 20 分钟悠哉游哉地吃早饭，锻炼一下身体，使得时间过得更有意义。此时自律神经的交感神经处于主导地位，我们的心情也会变得愉悦。

虽然有人提出了"自动感知睡眠深度的闹钟"这一设计理念，但目前能够正确感知睡眠深度的闹钟技术还无法实现。

时间窗闹钟的效果也有待进一步调查。

打盹儿也要舒舒服服

放松地看着电视时，通常不知不觉在沙发上就开始打盹儿，当察觉到时，已经歪着头睡了好一会儿，然后就落枕了；又或者直接对着空调吹，得了热伤风……你是不是也有过这样的经历呢？

迷迷糊糊地不知何时就睡着了，从某个意义上来说，这是心情舒畅的体现。

当然，睡前关掉电灯、电视，躺在床上好好睡觉是最好的。但如果你很瞌睡的话，**不妨就考虑一下改善打瞌睡场所的条件。**

比如，可以选择可以躺下伸开腿的沙发，而不是选择只能歪着头、缩着腿的沙发。

沙发原本除了坐的功能以外，还应具备可以躺下、放松的功能。在最困的时候如果不能用舒服的姿势睡觉，那就很可惜了，尤其是在让人放松身心的家中。

顺便在沙发上准备好代替枕头的靠枕、毯子，反正都会睡着，为何不提高一下睡眠质量呢？

现在有午睡垫、午睡枕等各种各样的助睡好物。只要具备了这些东西，打盹儿也会发生质的变化。

即便是短暂的小睡，也要调整睡姿、环境，把它变成高质量的睡眠。这也是睡眠意识改革的一方面。

此外，提高睡眠质量的关键是，不要对睡眠问题放任不管。虽然我们自己并不能察觉睡眠中的一些症状，但是可以诚实地倾听一下家人的声音。早期睡眠障碍可以通过改变生活习惯和环境来改善，这样的成功案例也屡见不鲜。如果放任睡眠问题不管的话，可能会酿成大病，因此还请务必认真对待。

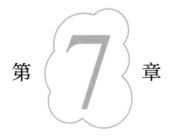

第 7 章

"睡眠障碍"
早知道

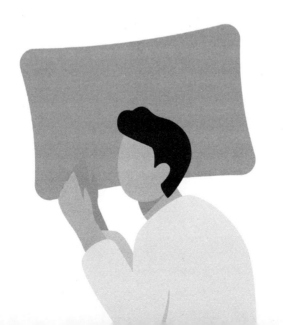

睡眠障碍的种类和症状

睡眠障碍的病状可谓多种多样。目前的国际标准（美国睡眠医学会分类 ICSD-3）一共记载了睡眠障碍的 64 种诊断名称。

大致可以分为以下几种：

1. 失眠症；

2. 睡眠相关呼吸障碍；

3. 中枢性过度嗜睡；

4. 昼夜节律性睡眠、觉醒障碍；

5. 异态睡眠；

6. 睡眠相关运动障碍；

7. 其他睡眠障碍。

如果说得更通俗易懂点，即可以分为自身意识到的睡眠问题和自己意识不到、需由家人或他人指出的问题。

■ **自身能意识的症状**

·失眠（无法入睡；中途醒来后再也无法入睡；清晨易醒；缺乏深度睡眠）

·嗜睡（白天嗜睡；打瞌睡）

·睡眠、觉醒节律问题（无法在适当的时间入睡，无法在规定的时间起床）

·睡觉时的异常感觉（因脚部有蠕动感、发热感而无法身体安定，从而影响入睡，傍晚之后情况恶化）

■ **由他人指出的症状**

·打鼾、呼吸暂停、磨牙等（睡觉时呼吸暂停；突然呼吸困难似的打鼾中断）

·睡眠时的异常行为（梦游行为；梦呓；睡眠时大喊大叫）

·睡眠时的异常运动（刚睡着时或夜间足部抽动）

其中有你或者家人符合的症状吗?

睡眠障碍的诸多未解之谜

　　当今，很多人都受到睡眠问题的困扰。

　　过去，在接受医疗机构诊断后，需要接受治疗的中度、重度症状才被定义为睡眠障碍。但是现在睡眠障碍的概念更为广泛了，凡是影响到健康或日常表现的，都可以被定义为睡眠障碍，包括不能称之为疾病的轻症或是本人觉察不到的症状。

　　基于美国流行病学的统计推测，存在潜在睡眠障碍的患者在美国国内有 7500 万人之多。从人口比率考虑，日本拥有 2500 万人左右的潜在睡眠障碍患者就不足为奇了。

　　虽然知道了症状和现象，但是睡眠障碍依然存在很多未解之谜。如果我们不能明确病因，就无法根治，更不用提什么对症疗法了。也正是因为这种情况，才导致了药物的滥用。

失眠症是一大难题。

主观失眠并不意味着客观上的"失眠症"。但是，**即使进行客观的多导睡眠图监测，也没有明确的指标能够表明"只要存在某种情况就是失眠症"。**

失眠和嗜睡是一枚硬币的两面，经常有因为白天嗜睡导致晚上该睡的时候无法入睡的情况。这种时候，患者本人也会强烈地感到"睡不着"。另外，"睡眠呼吸暂停综合征"患者、双脚无处安放的"不安腿综合征"患者，都会因为睡眠过浅而遭受失眠。

失眠症患者中，还有一些人对失眠本身就存在焦虑，就像焦虑性神经症。这类患者会强烈地感到被失眠的压力束缚住，对自身症状变得过度神经质，从而无法自我评估、把握正确的状况。

这种焦虑的极端情况是，即便患者并未呈现失眠状态，患者自身仍会哭诉"睡不着""无睡意"，结果只能将其诊断为失眠了。

因此，**虽说主观失眠不等同于客观的失眠症，但失眠却只能根据患者本人的表述来探究病情。**

睡眠障碍中，还可能潜藏着一些不可忽视的疾病。虽说无法轻易诊断出来，但如果睡眠出现问题，应该好好检查。

睡眠障碍的治疗，通常是通过排除诊断法来一个个排除病因。

患者接受诊疗时，最重要的是要弄清楚"最困扰自己的是什么"。

是难以入睡，还是白天犯困？有没有自己无法觉察，但家人比较担心的问题？不要一味地只笼统抱怨"睡不着"，试着弄清楚最关键的困扰是什么，只有这样才能知道如何具体改善。

意识到自己睡眠中的"首要问题"，是改善睡眠质量的关键。

睡眠障碍不仅是因为遗传

时常会有人问："睡眠障碍与遗传有没有关系呢？"

睡眠障碍并不是与遗传因素完全无关，其中有家族性的，也就是同一家族血统中多人出现病症。一般常见且发生频率较高的**睡眠障碍**，往往是受到多基因遗传（multiple-factor inheritance）的影响，以至于难以断定睡眠障碍究竟与什么相关。

除了睡眠障碍之外，我们也经常在报纸或是网络上看到"发现了某某病的易感基因"这样的报道。发现了这些易感基因是不是就可以查明病因了呢？实际上并不是这样的。

所有的染色体上都带有造成个体差异的几十万个标志，这些多样性的标志与疾病的发生相关。只要有染色体存在，就会有像血型这样因人而异、各不相同的 DNA 排列。至于血型不同与疾病有什么关系，也需要更广泛深入的调查。正如前文所说，常见的的频发睡眠障碍，是由于多基因遗传的影响，在数量庞大的相关基因中发现了某一个基因与疾病的关系，并不能解释发病的原因。

此外，染色体上的标志本身并不是基因，只起到了提示标志附近可能存在疾病易感基因的作用。实际上，如果不反复进行试验，逐个确认标志附近的基因，调查特定基因是否与疾病发作有关，就无法判定该基因是否是真正的疾病易感基因。

例如，"不安腿综合征"目前就发现了 5 个易感基因，但还尚未明确每个基因与疾病发作之间的关联。

如果 5 个易感基因全部发生了变异，与基因完全没有变异的人相比，"不安腿综合征"的发病率会高 8 倍。但几乎所有"不安腿综合征"患者都是这 5 个已知易感基因中只有一两个变异，甚至完全无变异。

多基因遗传病也受环境因素的影响。

所以，对于睡眠障碍的原因，只能用**既受多基因遗传影响也**

受环境因素影响来解释。

　　但也正因为如此，才使得通过改变环境来改善睡眠障碍症状有了较高的可能性。

打鼾与睡眠呼吸暂停综合征

一旦进入睡眠状态，身体的肌肉就会松弛、无力。抱起睡着了的孩子时会觉得他们比平时重；是因为此时他们肌肉松弛，身体处在十分疲乏的状态。

睡觉时呼吸道和舌头周围的肌肉也会变得松弛无力。此时，舌头垂下来，阻塞住狭窄的呼吸道，这种状态就是"睡眠呼吸暂停综合征"。

这种症状被医学界认定为睡眠障碍还要追溯到 1950 年，但早在这之前的一百多年，其实它就出现在了大家的视野里。英国小说家狄更斯创作的《匹克威克外传》中描写了一名叫作乔（Joe）的胖孩子，他总是鼾声很大，经常打瞌睡，这无疑就是睡眠呼吸暂停综合征的体现。狄更斯的这部小说发表于 1837 年。

正是源于这部小说，睡眠呼吸暂停综合征也被叫作"匹克威克综合征"。

患有睡眠呼吸暂停综合征的人群很容易因为生活习惯导致体形发福。除了肥胖之外，患者的血液也会变得黏稠，容易患上高血压、糖尿病等生活习惯类疾病。此外，心肌梗死、脑出血、脑梗之类的发病风险也会上升，据说风险较一般人高出 2—4 倍。

睡眠呼吸暂停综合征患者多数情况下鼾声很大，给一同睡觉的家人带来了困扰，并且呼吸忽然停止后，还会伴有大喘气的症状（再次呼吸），让家人非常担心。但很多时候患者本人却丝毫意识不到危险。

如果自己没有意识到，却被家人告知有此症状，我认为最好还是在睡觉的时候录一次音，确认一下自己的睡眠状态。录下自己的呼吸声，就可以了解呼吸暂停以及再次呼吸时的状态了。

打鼾与睡眠呼吸暂停综合征有着很深的关联，但并不是所有打鼾都会发展成睡眠呼吸暂停综合征。

究竟打鼾会不会引发睡眠问题，还要通过动脉血氧饱和度是否下降才能大致判定。我们可以使用"脉搏血氧仪"，通过光照来测定血液中的氧。如果血氧饱和度没有下降，并且睡眠中没有发生呼吸暂停现象，基本可以判定打鼾并未造成睡眠障碍的问题。

人在白天犯困的时候，血氧饱和度也有可能下降。此外，那些不打鼾但上呼吸道阻力强的人，他们的血氧饱和度有时也会降低，因此睡眠呼吸暂停综合征不能简单地通过打鼾这一个指标来判断。

睡眠呼吸暂停综合征在睡眠障碍中是亟待治疗的疾病，一旦发现征兆，应及时接受专科医生的治疗。

"浅睡眠行为障碍"：不受意志控制的手舞足蹈

睡眠时肌肉一般会松弛，进入静止状态，但是如果抑制功能发生异常，就会出现让人困扰的肢体运动。这就是"浅睡眠行为障碍"。

人处在浅睡眠期时，有八成的概率会做梦。

虽然在深层睡眠期也会做梦，但梦的质量是不同的。与深睡眠期的模糊梦境相比，浅睡眠期的梦是有情节的。

在浅睡眠期，人们会做各种各样的梦。一觉醒来之后还能记得"我做了这样的梦"的，基本上都发生在浅睡眠期最后到起床之前的这段时间内。

浅睡眠期时，虽然大脑皮层运动区的神经处在活跃状态，但人体具有抑制运动神经传导的功能。如果该抑制功能受损，身体就会随着睡眠中的梦境活动起来，做出**不受自己意志控制的动作**。这就是"浅睡眠行为障碍"。

实际会发生什么呢？

例如，如果梦到打篮球，睡觉的时候就会做出投篮的动作。

如果梦到打拳击，那么就会出拳。

甚至还发生过殴打床伴，进而发展为伤害性事件的案例。

如果事先不知道这种情况属于睡眠障碍的一种，身边人一定会被突然发生的"暴行"惊吓到吧。事实上，还有一些受到惊吓的家人认为患者是"突然中了邪"。

"浅睡眠行为障碍"与神志失常不同的是，当症状发生时，如施加觉醒刺激，患者就会马上清醒，并且可以回忆起导致自己异常行为的梦。

"浅睡眠行为障碍"在患有帕金森病、路易体痴呆症等特定神经退行性疾病的男性身上比较多发。有时"浅期睡眠行为障碍"也会出现在这些疾病之前。

那么是不是发现了浅睡眠行为障碍，就能预测并防止帕金森病、路易体痴呆症的病发呢？并不是这样的。

酒精以及镇定剂也可能是帕金森病和路易体痴呆症的诱因。

　　也有人认为帕金森病、路易体痴呆症与年龄增长和衰老有关。今后的时代，老龄化问题会越发严峻，帕金森病和路易体痴呆症的发病率可能会上升。

双腿无处安放的"不安腿综合征"

我们再介绍一些其他的睡眠时发生不受意志控制行为的病症。

其中发病率比较高的是"不安腿综合征"，其症状是小腿深部出现蠕动样的不适感，双腿无法安放，也被称为"下肢不能静止综合征"。

不安腿综合征与上了年纪容易得的"皮肤瘙痒症"不同，前者是身体内部的异常知觉，而后者则为皮肤表层的瘙痒。不安腿综合征患者不仅会有小腿深部的蠕动感，有些人还会感到疼痛、发痒。

不安腿综合征病情严重时，会影响深度睡眠。

虽然被叫作不安腿综合征，但是这种症状不仅发生在腿部，也可能发生在手臂或者手部。

目前已经发现了该疾病的多个疾病易感基因，但是病因还尚未明确。

该疾病多发生在缺铁性贫血以及肾功能不全、需要人工透析的人群身上，可能与这类人中枢神经系统含铁量降低，引起多巴胺功能衰退有关。

与不安腿综合征有密切关联的另一种症状是"周期性四肢运动障碍"，其表现是睡眠较浅时，脚部和手臂会间隔性地不经意摆动，入睡后脚部也会不经意地运动。

半数以上的不安腿综合征患者都伴有周期性四肢运动障碍。但周期性四肢运动障碍的患者并不会感到肢体深部的蠕动感，对睡眠影响也没那么大，因此大多数情况下不必治疗。

令人心悸的"鬼压床"——"发作性嗜睡症"

"发作性嗜睡症"是嗜睡症的代名词,就算睡得已经十分充足,白天还是会产生强烈的睡意,转眼间就昏睡过去。

实际上患者昏睡过去的时间不到 10 或 15 分钟,短暂的睡眠后也能保持清醒。但是过了两三小时后,又会被强烈的睡意侵袭。

日本有一位知名的发作性嗜睡症患者——已故作家色川武大(阿佐田哲也)。他在创作、谈话、打麻将中会突然睡着的故事广为人知。

发作性嗜睡症除了嗜睡外,还会伴随其他一些奇怪的症状。

其中之一就是**猝倒**,表现为当情绪变化的时候,比如大笑、喜悦、害怕时，患者全身肌肉变得无力，突然摔倒。

还有一种症状是俗称的"鬼压床"，入眠时或昏昏欲睡时，患者眼前会出现有人坐着或是从墙里爬出来等幻觉，感到身体被麻痹了，想要说话却发不出声。发作性嗜睡症的患者会频繁地感到"鬼压床"。

发作性嗜睡症在十三四岁的青春期比较多发。

发作性嗜睡症与浅睡眠异常有关。一般情况下，浅睡眠发生在入睡后 90 分钟左右，但是发作性嗜睡症的患者，入睡初期就会经历浅睡眠。

发作性嗜睡症的患者因为出现幻觉、"鬼压床"的经历，一度还被归类为精神疾病，被视为"癔症"的一种。所以它是一种非常奇妙的睡眠障碍。

发作性嗜睡症的发病机理与治疗

自 1987 年到斯坦福大学留学的 30 多年来，我主要从事发作性嗜睡症的相关研究。

斯坦福大学睡眠生物规律研究所第一任所长德门特教授也对发作性嗜睡症的研究倾注了心血。

研究中，我们发现了患有遗传性发作性嗜睡症的纯种狗（杜宾犬），以其为研究对象，对其进行饲养繁殖。我初到斯坦福大学留学的次年，参与了法国研究者伊曼纽尔·米尼奥（Emmanuel Mignaul）主导的小狗发作性嗜睡症基因识别研究。我们的小组花了 10 年时间，于 1999 年发现了小狗的发作性嗜睡症的致病基因。在患有发作性嗜睡症的小狗身上，发现了承担神经传导作用的名为下丘脑分泌素（hypocretin）的多肽（缩氨酸，peptide），其受体基因发生了变异，受体功能失常，导致了发作性嗜睡症的发生。

1998 年，圣迭戈的斯克利普斯研究所与斯坦福的研究员在下丘脑上发现了具有唤醒作用的神经传导物质——神经肽，将其命名为"下丘脑分泌素"。

另一方面，日本研究团队的樱井武、柳泽正史几乎同时发现了相同的神经肽，并将其命名为"食欲肽"。两个团队通过完全不同的方式，在相同时期发现了同种传导物质。欧美国家通常使用"下丘脑分泌素"这个名称，而日本一般使用"食欲肽"的叫法（本书使用的是亚洲读者熟悉的"食欲肽"的叫法）。

发现了食欲肽的柳泽正史团队，通过基因剔除制作出无法生产食欲肽的老鼠样本，于 1999 年公布这些老鼠样本具有与小狗相同的发作性嗜睡症。也就是说，如果动物的下丘脑分泌素或者食欲肽受体基因发生变异，食欲肽神经传导出现缺陷，就会导致发作性嗜睡症。

2000 年，我们终于进一步查明了人类发作性嗜睡症的发病机理。存在于人类下丘脑的食欲肽神经细胞发生后天脱落的话，也会引起食欲肽神经传导障碍。

食欲肽有引起唤醒的功能，能强烈抑制浅睡眠的出现。而发作性嗜睡症患者因为缺乏食欲肽神经传导功能，无法维持正常的清醒，浅睡眠也出现了异常。

明白了发作性嗜睡症的发病机理后，可以通过检查人体脑髓液是否缺乏食欲肽来进行该疾病的早期诊断。

但是，发作性嗜睡症的发病原因尚未明确。假设大脑中的食欲肽神经元会由于自身免疫机制而脱落，但自身免疫又为什么会发生？这个关键问题我们仍然不得而知。如果无法追溯源头，那就无法对发作性嗜睡症进行根治和预防。

目前看来，通过摄入食欲肽或许可以治疗人类的发作性嗜睡症。

但口服的食欲肽，在还没到达大脑前就会被分解。如果可以开发出非肽的刺激食欲肽受体的低分子化合物，或许对发作性嗜睡症有真正的疗效。

发作性嗜睡症的发病率并不高（欧美国家每两千人中只有一人发病），制药公司对其关注度也较低，所以食欲肽受体兴奋剂（Agonist）的开发进展也并不高效。

在这个背景下，关于发作性嗜睡症的研究倒是先促成了失眠症药物的研发——食欲肽受体拮抗药（Belsomra）。简单来说，就是利用食欲肽与睡眠间的关系，控制食欲肽的分泌让发作性嗜睡症只出现在晚上，成为治疗失眠的一种尝试。

目前对发作性嗜睡症的治疗主要有两种方式。针对嗜睡症状使用的是莫达非尼，商品名为"Modiodal"的觉醒促进剂；针对猝倒症使用的是抑制浅睡眠的抗抑郁药。但任何一种药剂都只是针对症状的缓解，并不能从病因上根治。

对于发作性嗜睡症患者来说有个好消息，目前很多制药公司以及研究机构正在开发治疗该疾病的食欲肽受体兴奋剂。其中，武田制药工业开发的食欲肽受体兴奋剂已经在日本开始临床试验了，结果也将备受关注。

儿童的睡眠障碍

接下来我们了解一下儿童的睡眠障碍。

儿童也可能患上前面已经讲到的"睡眠呼吸暂停综合征""不安腿综合征""周期性四肢运动障碍"等疾病。

在儿童的睡眠障碍中，异态睡眠比较多见。"异态睡眠（parasomnia）"指的是"睡眠时的伴随症"，即睡眠时会出现异常行为或无法理解的身体现象。

具体来说包括睡眠梦游症（梦游症）、睡眠惊吓症（夜惊症）、噩梦，等等。

睡眠梦游症俗称梦游症，患者会在睡眠时起身、来回走动、出现比较复杂的行为，然后再次入睡，并且记不清其间发生的事情。

睡眠惊吓症（夜惊症）指的是入睡后不久，患者会因为极度的不安而惊醒，但并不完全清醒的症状。夜惊症发生在深睡眠期，在 3—8 岁的儿童中最为常见。发病期间患者会发出惨叫、感到恐惧、心跳加速、呼吸变快（交感神经兴奋），还会变得暴躁不安，意识不到父母就在身边，即便抚慰他们也一点用处都没有。通常，患者在惊醒几分钟之后又开始入睡。儿童自身意识不到夜惊症的发作。患有夜惊症的儿童中，大约 1/3 都伴有梦游症。

噩梦是发生在浅睡眠期的可怕的梦。与夜惊症不同的是，儿童在完全清醒后，连梦的细节都能回忆出来。

儿童患有异态睡眠的原因还不得而知，随着他们的成长，症状就不再出现的案例较多。因此可以初步认为，发病的原因是与睡眠相关的大脑神经系统发育还不成熟，从而导致大脑功能尚不健全。

儿童长大之后异态睡眠症状还未消失的案例非常稀少，因此，当发现儿童出现异态睡眠症状时不必过多担心。睡眠梦游症、睡眠惊吓症、噩梦都是会伴随着成长自然消失的良性症状。

妥善选择睡眠医疗 "认证医师"

虽然睡眠障碍可以被诊断，但也同时存在着相当多的未解之谜，治疗方法及对症疗法也多种多样。

睡眠障碍症状中，常常存在一些易被归为精神疾病的表现，它们与抑郁症也有很强的关联。使用精神类药物可以暂时缓解睡眠障碍的症状，但根本问题未得到根治，仍然会复发，况且有时精神类药物还会引发其他问题。

仅仅通过症状，我们很难判断原发病是什么，因此需要去专业的医疗机构接受全面诊断。

但是日本的睡眠专科医生、日本睡眠学会的 "睡眠医疗认证医师"，数量远远不足。

现在睡眠呼吸暂停综合征的问诊患者非常多，占睡眠专科门诊的七至八成，甚至出现了需要等待数月才能受诊的情况。

截至 2018 年 11 月，经过日本睡眠学会认证的门诊在全国范围内有 102 家。城市区域分布较多，郊区和农村分布得相当少，有的县甚至为零。

此种情况导致部分人可以轻易地接受睡眠专科医生的诊断，但有些地方连像样的专科医生或设施都没有。

在这种乱象中，"睡眠生意"开始横行，甚至还出现了完全不具备睡眠知识，却打着"睡眠门诊"名号的医疗机构。

也有企业经营睡眠呼吸暂停综合征治疗仪，向医疗机构兜售仪器，甚至还试图开设睡眠门诊。睡眠呼吸暂停综合征不是轻易就能治愈的疾病，所以使用治疗仪的患者，自然而然地是长期客户。从某种意义上，站在企业的角度来看，那些热心于治疗、成功拉入了患者的医生，就像是优秀的销售。

我认为，普及睡眠呼吸暂停综合征这样高风险疾病的治疗方法本身并没有错。但是，没有熟习睡眠问题的专业医生诊疗，是无法治好睡眠障碍的。况且，睡眠呼吸暂停综合征的治疗归根结底不仅仅是呼吸暂停，还包括改善睡眠质量、提高患者的生活质量等方面,因此选择睡眠专科医生是很有必要的。

不单单是对睡眠呼吸暂停综合征,为了诊断治疗各种各样的睡眠障碍患者,睡眠专科医生必须具备专业的经验。

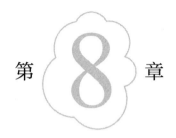

第 8 章

与"安眠药"的
巧妙相处之道

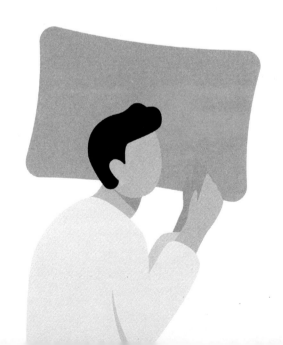

被我们一以概之的"安眠药",其实本质完全不同

失眠的感觉很痛苦,我想有的人会服用安眠药吧。

"安眠药"是什么样的药,"对身体的什么机制起疗效",对此你完全了解吗?

我们不能盲目地"因为是医生开的所以放心",而是应该自身确切地了解"这个药有什么效果或影响",这才是重要的。

实际上,包括安眠药在内,"医生和患者都不了解精神科药物原理"这一难以置信的状况普遍存在。这种情况放在其他领域的药物上来说,简直是不可思议。作为研究者,我非常担心由此产生的弊端。

本书前面叙述过,睡眠并不是"房间光线变暗,不发出声

音，大脑就会自然进入睡眠状态"的过程，而是"睡眠和觉醒是由大脑自发性活动所引起的"。这个事实是 20 世纪 40 年代通过动物实验被最早发现的。

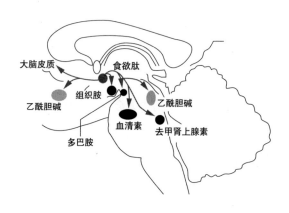

图 8-1　食欲肽是统一睡眠和觉醒的调节机构

下丘脑中有在睡眠时提高活动性的含有 GABA 的神经细胞，在睡眠时抑制着觉醒类组织的活动

西野精治：《治疗小儿睡眠相关疾病所需的睡眠神经生理、神经解刨基础知识"，谷池雅子编，《日常诊疗中的儿童睡眠障碍》，诊断和治疗社，2015，第144-160 页。

　　20 世纪 50 年代，浅睡眠进入了人们的视野，从而迅速推进了有关睡眠的研究。到了 20 世纪 60 年代，乙酰胆碱 (acetylcholine)、去甲肾上腺素 (noradrenaline)、血清素 (serotonin) 和组织胺 (histamine) 等在清醒时活动性提高的神经细胞群相继被确定（见图 8-1）。多巴胺虽然在睡眠和觉醒两种状态下的神经细胞活动中没有变化，但它在紧急状态时和促使人醒来时有非常重要的功用。

　　无论是在深睡眠中还是浅睡眠中，以上大部分神经细胞的活动性均有减弱，但乙酰胆碱神经细胞在浅睡眠时活动性呈上升态势，并且一部分神经细胞只在浅睡眠时活动。与清醒状态下提升活动性的神经细胞群相比较，在深睡眠中活动性提升的神经细胞群是有限的，主要是存在于下丘脑的含有抑制性氨基酸 GABA 的神经细胞。

　　协调这些神经细胞工作的是食欲肽（下丘脑分泌素），也就是前面提到过的在 1998 年分别被美国和日本的研究学者发现的肽。

　　调节睡眠与觉醒的组织，被称为"执行系统（execution system）"，它直接作用于大脑中控制睡眠和觉醒的重要部位。该执行系统作用于大脑时见效很快。现在，大多数起唤醒或者安眠效果的药物，原理都是通过干涉这些神经传达组织的接受体，来促进觉醒或睡眠。

除直接作用于执行系统中的物质以外，很多激素和大脑中的神经组织物质也会对睡眠带来短期或长期的影响。比如，松果体激素的褪黑素、性激素、皮质醇和炎症性细胞因子等，对睡眠和觉醒也有影响，但它们只是间接作用于执行系统的睡眠调节组织，更多的是辅助、完善其功能，对睡眠和唤醒产生作用的速度也比较慢。

影响睡眠的神经和组织如此之多，因此安眠药的种类也多种多样。

对于大部分普通人来说，"并不明白各种安眠药之间的区别"。但我们需要首先明白的一点是，**安眠药大体上分为两种**。

实际上，过去提到安眠药，基本上是一种全面抑制大脑活动的镇静药物。现在的医疗机构所开的安眠药处方，大多数也是这一类型的。

在日本的杂志以及网络报道中，经常能看到"目前的安眠药安全性有所提高""依赖性有所减少"等表述。

与四五十年前的药物相比,现在的安眠药确实如此。但是通过镇静大脑的药物而得到的睡眠,并不能称之为自然的睡眠。

检查脑电波的话,就会发现自然睡眠和生理性睡眠时的脑电波是明显不同的。生理性睡眠时脑电波里会出现"速波"这种特定的频率,能够抑制深睡眠,浅睡眠也会减少。也就是说,睡眠变成了人工控制的状态。

由此,美国称这种类型的药物为"基因沉默型"药物,近 10 年来对服用此类药物的副作用敲响了警钟,此类药物的应用也急剧地减少。提到对药物的限制,大多数人可能认为美国比日本更为松懈;但对于安眠药来说,我认为日本对它的认识比较简单,对其副作用的应对措施也更加迟缓。

是药物就一定会有副作用。"药物"反过来看就是"风险",效果和副作用是一体两面的。如果对药物的认识本身存有误解,不要说改善失眠了,更可能带来长期的健康困扰。

本章,我们将讲解关于安眠药的一些基本常识,希望大家能铭记于心。

巴比妥酸类其实是麻醉药

最初的安眠药，是巴比妥酸类（Barbiturate）的药物。它最初是被当作麻醉药研发的（见图 8-2）。

巴比妥酸类药作用于大脑的中枢神经，服用它任何人都会像被注射了麻醉药一样入睡，可以说是"基因沉默型"药物的代名词。这类药物副作用也很强，大量服用后会导致呼吸停止，甚至经常被用于自杀，所以现在全世界几乎都停止使用巴比妥酸类药物了。

近年来，巴比妥酸类药物主要被用于麻醉和抗癫痫，基本上不再作为安眠药使用。

它的主流替代品是苯二氮卓类（benzodiazepines）的药物。

γ－氨基丁酸（俗称 GABA）的功能是传递神经之间的"信

息", 也具备抑制脑神经兴奋的作用。苯二氮卓类药物就是增强
GABA 神经系统功能的药物, 对大脑产生强有力的镇静效果。

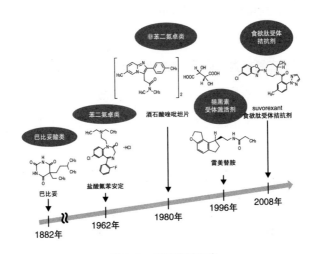

图 8-2　安眠药的历史

　　实际上加强 GABA 的功能, 与巴比妥酸类的药物生效的原理
是一样的。由于其化合物具有苯环和二氮杂卓环的结构形式, 所
以被称为苯二氮卓类。

　　苯二氮卓类药物**最初被用于抗焦虑**。随着这类药物数量的增
加, 发现其中有几种药容易使人产生睡意, 所以后来被用于安眠
导入剂。

　　苯二氮卓类药物也是**镇静整个大脑的药物，除了有抗焦虑的作用和引起睡眠的作用以外，还有肌肉舒弛和抗痉挛的功效。**但它也存在因为镇静作用所引起的健忘、谵妄等轻微意识障碍，以及肌肉舒弛所引起的脚步摇晃和四肢无力等副作用。

　　服用苯二氮卓类药物后，"遗留效果"是醒来后头脑也会迷迷糊糊的，睡意一直持续，所以，有各种药效持续时间不同的药物被研发出来，衍生出超短效型、短效型、中间型、长效型等多个种类。

短效型苯二氮卓类药物会引起 "反弹性失眠"

苯二氮卓类药物是从 20 世纪 60 年代开始普及的，因其相比巴比妥酸类的药物更高的安全性而被广泛使用。

苯二氮卓类药物初被普及时，和巴比妥酸类的药物相比，强调的是它不会抑制呼吸的安全性，其他的副作用当时则尚未明确。

但随着苯二氮卓类药物在世界范围内的逐渐普及，其副作用也逐渐浮出水面。

第一，它与巴比妥酸类的药物相同，**开始服用后，一旦停用就会睡不着。而且，它的用量会逐渐增加。**通常我们认为药物依赖是精神上的依赖，但实际上药物的依赖性不仅仅是精神依赖，也存在身体上的依赖。苯二氮卓类药物停药后患者反而会陷入更强烈的失眠，不安感也会加重，也就是引发 "反弹性失眠"，用药无法停止。这种反弹性失眠，在超短效型和短效型的药物中尤为显著。**因此，长时间使用这类药物对身心会带来相当恶劣的影响，而且减少药量和停药也很难。**苯二氮卓类药物的这个副作用愈发地凸显出来了。

在苯二氮卓类药物中，有一种叫作"Halcion"的药很是畅销。它是美国的普强药厂于1977年开始销售的，1982年开始进入日本。

"Halcion"是短效作用性的药物，具有速效性，持续效果时间短是其特点。在这之前的苯二氮卓类药物，多数都是半衰期较长的药物。而"Halcion"能迅速提高血液浓度，并且短时间内其作用就会消失，不易留下残留影响，一向以"能清爽醒来的安眠药"而闻名，被认为是很好的药物。

但是，短效作用性的药物并非全都是好处，逐渐地它的弊端也陆续被发现，英国、德国、法国等国相继取消了这类药物的批准，对其实行了禁令。

使用短效性苯二氮卓类药物值得注意的是，它能让血液浓度迅速上升，以致会出现接近于谵妄的意识模糊现象以及行动障碍，等等。高龄者用药更是要特别小心。

在美国，虽然没有取消短效性苯二氮卓类药物的批准，但也规定医生只能开 10 天以内用量的短期处方，并且要向患者提供详细的说明书。这类药物曾经被广泛使用，如今却成为了必须要慎重对待的药物。

但是在日本，"Halcion"仍是被当作普通处方药来对待。

"Depas"是日本研发、1983 年被批准的药物，它与苯二氮卓的结构式稍微不同，但同样都是抗焦虑药物，也被用作安眠药。使用"Depas"的国家比较少，多年来也没有指定它为专门的精神病药物。"Depas"的肌肉舒弛作用很强，其戒断反应（withdrawal symptoms）和药物滥用也成了问题。直到 2018 年，它才被指定为用于精神病，药物使用期限也被限定为 30 天。

日本是世界上数一数二的苯二氮卓类药物消费大国

从整个世界的趋势来看，苯二氮卓类药物的使用在逐渐减少。

但是，不仅限于"Halcion"和"Depas"，日本的医疗机构仍在继续轻易地开出苯二氮卓类药物。

通过苯二氮卓类的药量统计会发现，日本是世界上数一数二的大量使用该药物的国家（见图 8-3）。再加上"Depas"的统计数据，可以说日本的苯二氮卓类药物使用量是世界第一。

苯二氮卓类的药物，最初是作为抗焦虑药而被研发的。医师为需要服用此类药物的人开药时，不仅会开安眠药，也会给患者开其他精神药物，这样的情况并不少见。同时服用几种药物，更容易产生副作用，发病的方式也会被复杂化。**多种苯二氮卓类药物一起服用，是非常危险的。**

　　安眠药的处方率随着年龄的增长而升高。也就是说，高龄者服用安眠药的人比较多。

　　苯二氮卓类药物的镇静作用，会引起小脑失调；又因它同时还有肌肉松弛的作用，所以会导致身体难以保持平衡。高龄者服用了这样的药会出现什么问题呢？

　　首先，晚上起夜上厕所的时候，经常会摇摇晃晃地跌倒。实际上，服用安眠药后的高龄者如果摔倒，骨折的事故也有所增加。

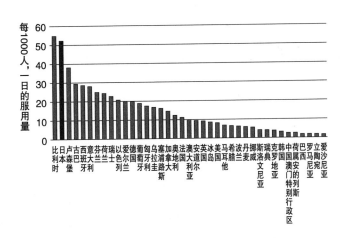

图 8-3　苯二氮卓类催眠镇静剂的消费量
（国际麻醉药管制委员会）

另外，药物副作用所产生的健忘和谵妄等记忆、意识障碍和认知症的症状混杂在一起，有可能进展出意料之外的病情。

作为世界上率先进入超老龄化社会的日本，仍在持续使用苯二氮卓类药物，我对此感到非常担心。

苯二氮卓类和非苯二氮卓类完全不是同类的药物，作用却一样

非苯二氮卓类是基于 "减少苯二氮卓类的副作用" 这个考虑而研发出来的。这种药物确实变得温和了，肌肉舒弛的作用减少了，也不会引起记忆障碍。

虽然如此，但这种类型的药物也是通过增强 GABA 神经的机能来镇静大脑，并没有改变其是基因沉默型药物的本质。

"非苯二氮卓类" 容易给人一种排除了苯二氮卓类药物风险的印象，但它只是因为使用了和苯二氮卓的结构式不同的物质，所以称为 "非苯二氮卓"。其实**其药物的作用机制和苯二氮卓类药物几乎是一样的**。

无论是苯二氮卓类还是非苯二氮卓类，都是使用人体自身没

有的物质，作用于体内的 GABA 接受体。它们都只是降低了大脑的活动，而并非真正解决了失眠原因的药物。

确实，一部分的 GABA 神经细胞与使人进入睡眠有关联，但相反地，也有觉醒时才提高活动性的 GABA 神经细胞，而且 GABA 神经细胞存在于整个大脑中，承担着多种多样的作用。因此非苯二氮卓类药物的副作用也是多种多样的。

服用这类药物得到的睡眠，不是能够调整身体状态的妥当的睡眠，所以不能称之为自然睡眠。

刺激褪黑素受体，从而改善睡眠和觉醒节奏的药物

近年来，不同作用机制的药物不断出现。

这些药物针对失眠原因来调节体内物质的分泌，是强调自然睡眠的药物。

它们之中的一种，是褪黑素受体激活剂。另一种是食欲肽受体拮抗剂。

褪黑素是通过松果体产生的激素。前面叙述过，褪黑素与昼夜节律密切相关，起到统一生物钟步调、降低深部体温从而导入睡眠的作用。人体如果不能正常分泌褪黑素，就会出现失眠的症状。

武田药品工业研发的"Rozerem"，其原理是刺激视交叉上核的褪黑素接受体，促使生成褪黑素。2010 年，"Rozerem"在日本

被批准为处方药。

褪黑素受体激活剂虽然不像苯二氮卓类和非苯二氮卓类药物那样效果强劲，但它也减少了记忆障碍和肌肉舒弛等副作用的危害；长期服用既不会产生依赖性，其促进睡眠的药效也不会减弱。

但这种药物只是针对因褪黑素分泌减少而失眠的人群的药物，并不对其他原因造成的失眠有效。

在美国，褪黑素被作为"营养补充剂"，药店就可以买到。褪黑素有从植物提取、动物提取等各种各样的种类，很多人都在日常服用。但在日本，褪黑素并不能作为营养补充剂而轻易购得。

在美国，"Rozerem"作为诱发睡眠作用的营养补充剂自2005年开始销售，但日本将其作为医药品对待。不过，在睡眠处方药当中，它是唯一一种未被指定为针对精神疾病的药物。

目前关于褪黑素受体激活剂的副作用，还尚未明确。

褪黑素会影响神经末梢，也有可能产生促进生殖机能发育、加剧炎症、促进细胞增殖（动物实验报告指出，其既可以抑制癌症，也可能会导致癌症）等副作用。2018年，法国食品环境劳动卫生安全厅建议易受褪黑素副作用影响的人群，不要摄取含有褪黑素的营养补充剂（"炎症性疾病或者自身免疫疾病的患者、孕妇、哺乳期女性、青少年、工作中需要持续保持注意力以免困倦导致安全问题的人，对这类人群，建议不摄取含有褪黑素的营养补充剂。癫痫、哮喘、情绪障碍、行动障碍、人格障碍的患者，有必要在医生的指导下服用褪黑素"，http://www.fsc.go.jp/fsciis/foodSafetyMaterial/show/syu04920500475 ）。

但是，武田药品工业制造的"Rozerem"直接作用于中枢的褪黑素接受体，一般认为它对神经末梢的副作用较少。

褪黑激可以调节人体的生物钟，对因时差和轮班工作引起的昼夜节律睡眠障碍等能起到调节作用，所以其今后的用途将会更加广泛。

抑制食欲肽作用的最新型安眠药

　　强调增强自然睡眠的另一种新药是食欲肽受体拮抗剂。美国的 MERCK 公司（日本法人 MSD）推出了"Belsomra"这款药物。

　　这是一种比褪黑素受体激活剂更新的药物，2014 年在日本被批准为处方药。

　　食欲肽是存在于下丘脑的食欲肽产生神经细胞释放出来的维持觉醒的神经传达物质，如果缺乏该物质，就会引起本书前面所说的嗜睡症。

　　参与维持觉醒状态的神经传达物质，还有乙酰胆碱、多巴胺、组织胺、去甲肾上腺素。而食欲肽是控制所有促进觉醒的物质的根本物质。

当我们睡觉的时候，食欲肽的作用减弱，所以人会产生困意。食欲肽的功用过分活跃的话，就会维持觉醒状态导致睡不着。**通过阻挡过剩的食欲肽，使其数小时内不产生食欲肽的神经传达，从而产生睡意，保持持续的睡眠，这就是食欲肽受体拮抗剂的工作原理。**

食欲肽受体拮抗剂不像苯二氮卓类药物那样通过降低大脑的整体机能来诱发睡眠。服用食欲肽受体抗结剂药物时，睡眠时人的脑电波呈现出自然的状态。

它同褪黑素受体激活剂一样，是通过纠正"睡眠—觉醒"系统中身体内部发生的异常来解决失眠问题的药物，所以一般认为这两类药物不存在依赖性的问题。

这两种新型的药物，与以前的镇静型安眠药作用机制不同，副作用也很小，因此在治疗高龄者失眠上被寄予厚望，也多用于解决轮班工作和时差问题导致的失眠。

市面上出售的"睡眠改善药"是什么？

让我们再来谈一谈市面上出售的非处方药。

日本药局里出售的那种"药物"，并不称之为安眠药，而是标记成"睡眠改善药"。其种类多种多样，但基本上都是抗组织胺剂（antihistamine）。

抗组织胺剂作为治疗过敏的药物被广泛使用，感冒药里也含有这一成分。组织胺是与觉醒状态相关的物质，通过抑制组织胺的接受体，产生的作用就是引发睡意，正是利用这一点，研发出了睡眠改善药。

抗组织胺剂的最新研发成果是药效不易被传达到大脑的新版本，它不像老版药物那样有容易使人产生睡意的副作用。与此同时，老版的抗组织胺剂开始被作为"睡眠改善药"在市面上流通。

　　抗组织胺剂以前作为过敏药物，也被用于儿童特异性皮炎的治疗。长期服用此药的儿童没有出现明显副作用，也可以说明这种药物安全性很高。

　　该药对于促进睡眠的效果因人而异，体质上容易产生效果的人和不容易产生效果的人之间，存在个体差异。另外，对于对抗组织胺剂易产生效果的人，服用此药后有明显的注意力涣散等现象，需要引起注意。这种情况下，服药后严禁驾驶车辆。

　　在日本，除了抗组织胺剂，也有几种**中药类的睡眠改善药**。中药的药效如何我并不能给出专业解释，但是从中医提倡的 "阴阳" 观念来看，将睡眠和觉醒看成是对立的二元，睡眠改善药里都被掺入了兼顾这二元属性的中草药成分，这一点我觉得颇有意思。这也许和 "体内稳态"（内环境稳定，身体对变化能做出自我调整）这个概念有关。

　　另外一种有促进睡眠效果的营养补充剂是含有氨基酸中甘氨酸的 "Gurina"，目前也在市面上有售。

　　甘氨酸是人体内可以合成的氨基酸，它能促进热量释放，有降低深部体温的作用。甘氨酸的摄入本身并不能直接让人产生困意，而是利用它来帮助调节体温，对该功能衰退的人以及睡眠焦虑感强烈的人产生效果。

通过调整体温来引导睡眠的方式，目前仍不清楚它在人体运行机制上的效果。但在动物实验中，当动物因压力导致急性失眠时，我们对降低动物深部体温来促进睡眠的方法进行了研究。

还有其他一些经过科学检验的有助于导入睡眠的营养补充剂，比如清酒酵母"Gussuminn"。它是通过刺激腺苷的接受体进而促进睡眠的。

将镇静型安眠药作为"最终手段"

现在将本章开头叙述的两种类型的安眠药，按照药物的种类进行分类。

- **镇静大脑活动的类型**

巴比妥酸类（现在已不作为安眠药使用）

苯二氮䓬类

非苯二氮䓬类

- **调整身体系统异常，加强自然睡眠的类型**

褪黑素受体激活剂

食欲肽受体拮抗剂

以前说到安眠药，使用的都是镇静型的药物，但现在大家都知道它给睡眠机制和身心带来的多种负面影响，所以安眠药的形式也发生了变化。失眠原本就是多种原因造成的，因此也就有了多种作用机制的治疗药物。

从药效方面来看，苯二氮卓类和非苯二氮卓类更有效果。但是，像被注射了麻醉剂一样获得睡眠，并不能治疗造成失眠的原因，它只是强行使大脑镇静从而进入睡眠的。

现如今治疗失眠，不能一开始就使用镇静型的药物，而是应先寻找引起失眠的原因，然后纠正睡眠机制的异常。这种治疗方法逐渐成为主流。

纠正睡眠机制异常的药物如果没有效果，可以进一步判断导致失眠的原因是"褪黑素的分泌障碍"，或者是"食欲肽系统的机能亢进"。由于每个人的情况都不尽相同，所以有的药有效果，有的药没效果，是正常的。

如果一种药没有效果，我们就应该考虑导致失眠的其他原因是什么。

我并不是在鼓励你尝试各种各样的失眠治疗药物。**不依靠药**

物，通过改善生活习惯和睡眠环境，进而能调整睡眠状态的话，我认为这才是最好的。

但是，如果是必须要借助药物治疗的话，我想说的是应先从寻找失眠的原因、使用纠正睡眠机制以促进自然睡眠的药物开始，最后再把镇静型的安眠药作为 "最终手段" 来考虑。

睡前喝酒是好还是坏？

很多研究结果都表明，酒精不利于睡眠。

喝酒会让血液中的酒精浓度升高，使人不容易入睡，从而得不到高质量的睡眠。酒精也会让睡眠变得浅，容易中途醒来，结果是即使睡了很长时间，也不能消除困意和疲倦。另外，饮酒还会增加打鼾和无呼吸的症状。

超过一定量的饮酒，不仅会降低睡眠质量，还会导致宿醉，使第二天的状态明显下降。

实际上，**喝酒后的酩酊状态，和基因沉默型的安眠药的作用机制很相似。**

两者都是作用于 GABA 神经系统，抑制大脑的活动，由于它们都具有持续性和耐受性，用量会逐渐增加。靠醉酒进入的睡眠，在机制上，和巴比妥酸类药物促发的睡眠尤为相似。

大学生在聚会上因为过量饮酒，导致急性酒精中毒、失去生命，通常是由于醉酒后入睡易出现"抑制呼吸"的副作用造成的。

所以，喝酒的同时吃安眠药非常危险，其原因也就不言而喻了。

但是，自古以来就有"酒为百药之长"的说法，酒精在一定程度上的确有缓解压力、帮助入睡的效果。

虽然本书并不倡导睡前饮酒，但对于那些切身感受到喝酒能助眠的人，我认为稍喝点酒然后舒适入睡也未尝不可。

"喝酒之后虽然能睡着，但是睡眠的质量好像变差了……"一边这样忍耐着，一边不喝酒就哀叹着"睡不着、睡不着"，与其这样，还不如少量喝一点先痛快入睡比较好。

这就涉及到为了"香甜睡眠"的目标，应把什么放在优先位置的问题。

总之，只要是适合自己的积极的常规生活就可以了。我认为既不要强人所难、非要采用某种方式，也不要从一开始就拒绝调整。

关于睡前喝酒的真知是：不要大量饮酒。

　　啤酒和罐装烧酒、苏打水这样酒精度数低的酒，容易一不留神就喝下很多，它们有利尿作用，会导致起夜次数增多。在国外，被当作"睡前酒"的酒类多是利口酒和鸡尾酒，有可能是因为它们度数偏高，睡前只能小酌一杯。

　　如果睡前喝点酒是支撑自己舒适睡眠的要素之一的话，那么"懂得分寸，理智对待"则是很重要的原则。

送给不具备最新知识的"外行"医生的忠告

对于日本开出大量苯二氮卓类处方药物的情况，我认为其中一个原因是非睡眠专业的医生，在没有掌握安眠药物最新知识的情况下，开出了自己熟悉的药物。

日本原本就存在睡眠专业医生稀缺的问题。患者求医的时候，与其说是因为睡眠问题找专门的医生看病，不如说是在看其他病时附加着询问睡眠问题，这样顺便一起开出安眠药，占了绝大多数。

要真正改变自己的睡眠状态，找专门的医生咨询才是关键。只要检索"日本睡眠学会 睡眠医疗认定医师""日本睡眠学会 牙科专门医师""日本睡眠学会 专门医疗机关"，就可以查询到全国各地对应的睡眠医生、牙科医生和医疗机构。

去经常就诊的医院接受治疗时，建议不要只说"睡不着"，而是要具体传达"被什么样的症状困扰"，并试着和医生探讨应该怎么解决。

例如前面提到含有甘氨酸的营养补充剂。高龄人士调节自身体温的机能变差，深部体温不易降低，这和睡眠不好及中途易醒来有很大的关系。如果是这种原因导致的睡眠问题，即使不服用存在高副作用风险的安眠药，只配合甘氨酸的营养补充剂就有可能改善睡眠。所以找专家进行咨询，还是能获得熟睡的其他方法的。

所以，**不能简单地认为"睡不着 = 需要服用安眠药"。我建议试着与医生沟通睡眠状态为什么不好，由此产生了什么样的问题，会有更好的效果。**

诊疗之后，拿到安眠药处方的时候，应该**好好地了解这个药的特性**。通常情况下去药局拿药时会有详细的说明，如果医生的解释有不明白的地方，应再仔细询问。另外，如果感觉到所开的药物不适合自己，不要犹豫，直接反馈给医生。

对自己服用的药物有正确认识，是自己把握良好睡眠的重要因素。

弄清失眠的原因只有靠 "除外诊断" 法

失眠时，即便是在专业医疗机构通过睡眠波动描记器来检查，也无法马上查明原因并做出诊断。

都有哪些因素干扰了睡眠呢？

身体某个部位疼痛会睡不着；太热、太冷会睡不着；摄取了咖啡因、尼古丁等会睡不着；持续兴奋和过度清醒的状态也会睡不着；强烈的担心和不安也会睡不着……

与其说失眠是由某一种原因引起的，不如说大多数情况下，它是多种因素结合在一起的 "综合征"。

而且，失眠的大多数感受都基于患者自身的主观意识。

想要判明失眠的真正原因，只有通过排除一个个可能的因素来做 "除外诊断"。

如果患者有引起疼痛的原始疾病，首先应该进行抑制疼痛的治疗。如果患者的心理有强烈的焦虑感，则可以通过"认知行为疗法"等进行改善。

治疗失眠，就是先治疗可以治疗的症状，改变习惯，调整睡眠环境，在这个过程中发现"这个不是原因""这个也不是原因"，逐步排除不符的因素。

在排除失眠原因的过程中，也能一步一步加深自己对睡眠的认识，找到"对自己来说能够进行舒适睡眠的条件"。

因此，失眠并不是短时间内就能治愈的，也存在即便是感觉有些好转了，也会因为某些事情又开始失眠的情况。睡眠，实际上是非常脆弱的东西。

不用药的失眠症治疗——认知行为疗法

心理状况也是导致失眠的重要影响因素。

"想睡觉，却睡不着……"

一旦对"睡着"这件事在意起来，就会越发地睡不着。

这种情况属于不安性神经症，常会有对"睡不着"产生不安，导致失眠的状况大幅度加重。

在服用处方安眠药的人群中，认为服用了药物就能安心地获得睡眠的人不在少数。

实际上，即使服下的药物并没有诱发睡眠的功效，如果用药者本人不知道这一点，也会感受到有利于睡眠的效果。

这被称为**"安慰剂效应"**，即服用不含有效成分的药，但在心理作用下会感觉"有效果"。这种情况也被称作"伪药效应"。

　　诸如失眠和抑郁这类症状容易受患者主观意识影响的病情，使用安慰剂能获得比较好的疗效。

　　当然，如果服药者知道服用的是安慰剂的话是不行的，只有在服药者不知情的情况下，安慰剂效应才会发生。由此看来，药物也能带来心理上的安心感。

　　也正因如此，我才会担心因追求"安心感"而长期服用安眠药所带来的健康危害。

　　在治疗失眠症的时候，如果理论上没有问题，我想是否可以为病人开出安慰剂作为特别处理方式呢？这样能减少长期服用安眠药的副作用，对患者来说也有好处。

　　睡眠，与包括紧张和不安在内的心情和行动都有密切的关系。由此，便发展出了不用药物来失眠治疗的"认知行为疗法"。

　　有失眠困扰的人大多比较敏感，而且不能很好地转换心情。在背负超负荷压力的日常生活中，为了不让不安、操心事、消极情绪持续下去，应当主动把握自己现在的行为模式，不但要改善生活习惯，也要重新审视自己的思考方式：

　　1. 获得正确认知，加深对事物的理解（认知层面）；

　　2. 为提高第二天活动的质量和效率而采取行动（行动

层面)。

认知行为疗法的心理治疗专家,首先会为患者进行睡眠生理机制的说明,加深其对睡眠的了解。

由此,患者能够对自己平时的睡眠模式加深认识,从而改掉坏习惯,赋予睡眠正确的条件。

比如,"因为工作压力而失眠,喝点酒放松一下再睡觉吧",抱着这样的心理便开始饮酒,结果一不小心喝过量了。这就是典型的错误认知和行为。

如果"因为工作压力而失眠",就需要根据自己所掌握的知识,采取正确的行动。"只喝一点酒没关系吧""再来一点""再来一点",结果喝到酩酊大醉……这是完全错误的行动模式。

但是,如果我们能有效地利用这些失败的经验,就可以将其转化成正确的行动。

认知行为疗法的心理治疗专家,在同时考虑到患者的心理状态和性格的基础上,为患者提供适当的建议,使其采取正确的认知和正确的行动,引导他们找回良好的睡眠。

当正确的认知和行动成为习惯后,就会消除因压力引起的失眠。这就是认知行为疗法。

认知行为疗法的好处在于,它与药物治疗不同,没有依赖性和副作用。虽然它不像安眠药那样有速效性，但其治疗结束后效果也会持续下去。

遗憾的是，在日本接受过专业训练的心理治疗专家人数并不充足。

而且，对于抑郁症等心理疾病的治疗，认知行为疗法被纳入健康保险，而失眠症治疗中采用的认知行为疗法，还未被纳入健康保险。这也导致了在治疗失眠症时使用认知行为疗法的费用要高。

综合以上各种情况，导致了认知行为疗法作为治疗失眠的手段在日本不像美国那样普及。

东京慈惠会医科大学的山寺亘老师向我介绍了日本失眠症认知行为疗法的现状。山寺老师所在的该大学葛饰医疗中心精神神经科，以山寺亘诊疗部长和伊藤洋参事为领头人，致力于失眠症的认知行为疗法，由接受过训练的专业临床心理师建立认知行为疗法的规范程序，对失眠症患者进行治疗。

东京慈惠会医科大学在对神经症的精神治疗上，其森田疗法极为著名，精神治疗法和行为疗法也有历史传承。

对于失眠症的治疗，相比于强迫自己入睡，更为重要的是创造入睡的条件。

改善自己的生活习惯，调整睡眠的节奏，下功夫创造容易入睡的环境，是最为理想的方法。

为此，我们可以找到一种替代安眠药的安心装置，即 "有这个就能睡着" 的东西。

越是睡不着的人，越应该自觉地为促进自己入睡构建积极的条件。

所以，除了服用药物以外，多增加一些能让自己感到睡眠幸福感的物品或者状态吧。

将心态从 "必须要睡觉" 调整为 "期待睡觉"，睡眠的意义就会在内心发生变化。

对自己来说更好的睡眠，必须要靠自己控制。

控制睡眠的人，才能控制人生——

提高你睡眠价值和人生价值的，正是你自己。

结束语

1987 年 9 月，我在大阪医科大学攻读硕士学位，研究生 4 年级的时候，开始在斯坦福大学参与睡眠医学的研究。当时的计划是为期不到半年的短期留学。

给予我留学机会的是当时大阪医科大学的校长（京都大学原医学部长）早石修老师，而强烈推荐我加入早石研究室的是大阪医科大学精神科教授堺俊明老师。

在半年的留学期限即将来临之时，我心想"不能将现在手头上正在做的研究停下，不可以就这样半途而废地回国"，于是向大学提出请求"请允许我将回国的时间稍作延迟"。

在这之后"再延半年""再延半年"，反反复复地进行了好几次延期。我的任性之所以能得到谅解，无疑是源于堺老师的深情厚谊和帮助。

最后，戴蒙教授的"希望你留下来"的这句话让我彻底放弃回到日本的大学。

正因为有这样支持我的老师们，才成就了今天的我。本打算在斯坦福大学度过为期半年的研究生活，没想到从那时起直到今年已经是第 32 个年头了。

基础研究这件事，即便是有所发现，并且做出了清晰的阐明，但想要达到具体的社会还原还需要很长的时间，也不能直接亲临现场参与患者的救治工作。尽管如此，我再一次深切地感受到，之所以自己能够坚持这么多年的潜心研究，是因为在大阪医科大学的临床现场，我曾有过每天都与患者接触的经验。

并且，通过出版这样的睡眠启蒙书，能够对读者和对睡眠感到困惑的患者有所帮助，这既是对研究者的鼓励，同时也是给予我将研究成果还原社会、为社会做贡献的机会，我为此非常感激。

另外，在斯坦福大学的睡眠研究所，有很多从日本来留学的医生和研究者，我的研究室里的 OB（日式英语"old boy"的缩写，意思是曾在我研究室里学习过现已毕业离开的学生）和 OG（日式英语"old girl"的缩写）就已经超过了 50 人。大家现在活跃在日本各地的大学、睡眠医疗、睡眠研究的领域。就像这样，睡眠医学的范畴正在不断地壮大，这点也让我感到特别高兴。

如果没有众人的帮助，这本书也不会问世。在此衷心地表示感谢。

特别要感谢在我出差的过程中，负责研究室运营的酒井纪彰副所长。

另外，东京慈惠会医科大学教授、太田睡眠科学中心的所长——千叶伸太郎老师，受您的关照帮我确认了记载的内容。在此表示由衷的感谢。

对一直支持我，同时也是常常和我进行争论的对象，我的妻子——智惠子，还有智惠子的父母，也是在我不断进行睡眠基础研究的时候，经常给予我精神上的支持，作为人生导师不断鼓励我的前田义雄医生（泌尿科医生）和前田庆子医生（皮肤科医生），我想在此表示我的感谢之情。

另外，在出版相关事宜方面，给予我咨询意见的各位，斯坦福大学睡眠生物规律研究所的 OB，秋田大学医学部精神科的副教授神林崇老师，早稻田大学运动科学学术院副教授西多昌规老师，担任编辑的 PHP 研究所的川上达史先生，PHP 编辑小组的佐口俊次郎先生，负责文章结构编排的阿部久美子女士，借此机会，向各位表示衷心的感谢。承蒙大家关照。

2018 年 12 月

加利福尼亚，斯坦福

西野精治

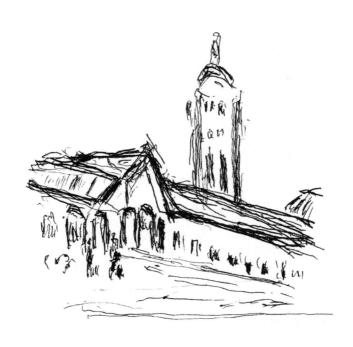

参考文献

前言

·西野精治:《斯坦福式最好的睡眠》。sunmark 出版社，2017年。

·NHK 特别取材班:《睡眠负债"稍微的睡眠不足"会缩短寿命》。朝日新闻出版社，2018 年。

·西野精治:《〈睡眠负债〉的概念是怎样产生的》，载《睡眠医疗》，2018 年第 12 期，第 291—298 页。

·Bannai, M., Kaneko, M. and Nishino, S. Sleep duration and sleep surroundings in office workers-comparative analysis in Tokyo, New York, Shanghai, Paris and Stockholm. Sleep Biol Rhythms, 2011. 9(4): p. 395.

· 厚生劳动省"国民健康，营养调查（平成二十九年）"，http://www.mhlw.go.jp/bunya/kenkou/kenkou_eiyou_chousa.html

· 2015 年 国民生活时间调查，https://http://www.nhk.or.jp/bunken/research/yoron/20160217_1.html

· OECD Society at a Glance. Available from: http://www.oecd-ilibrary.org/socialissues−migration−health/society−at−a−glance−2016_9789264261488−en.

· Walch, O.J., Cochran, A. and Forger, D.B. A global quantification of "normal" sleep.

· schedules using smartphone data . Sci Adv, 2016. 2(5): p. e1501705.

· 神山润：《儿童的睡眠——睡眠是大脑和心脏的营养》。萌芽社，2003 年。

· 三池辉久：《儿童熬夜是对大脑的威胁》。集英社，2014 年。

· Reichner, C.A., Insomnia and sleep deficiency in pregnancy . Obstet Med, 2015. 8(4): p.168−171.

· 爱波文：《母亲和婴儿的酣睡书"夜啼、哄睡、晨起"的解决手册》。讲谈社，2018 年。

第1章　错误百出的睡眠常识

· 西野精治:《睡眠关联疾病诊疗所必要的睡眠生理和药理的基础知识》, 立花直子编,《为了学习睡眠医学: 专门医生传授的实践睡眠医学》, 永井书店, 2006 年, 第 23—47 页。

· 丸山嵩等:《支撑睡眠觉醒的神经机构》, 三岛和夫编,《睡眠科学: 从最新的基础研究到对医疗和社会的应用》, 科学同人, 2016 年, 第 18—30 页。

· Nishino, S., et al., The neurobiology of sleep in relation to mental illness, in Neurobiology of Mental Illness , N.E. Charney D.S, Editor. 2004, Oxford University Press: New York. p. 1160−1179.

· Rechtschaffen, A. and Kales, A. eds. A Manual of Standardized Terminology, Techniques and Scoring System for Sleep Stages of Human Subjects . 1968, National Institutes of Health: Washington, D.C.

· 板生清、驹泽真人:《穿戴式智能设备的应用和将来的开展》, 2015 年 18 (6), 第 385—389 页。

· Pellegrino, R., et al., A novel BHLHE41 variant is associated with short sleep and resistance to sleep deprivation in humans . Sleep, 2014. 37(8): pp. 1327−1336.

· He, Y., et al., The transcriptional repressor DEC2 regulates sleep length in mammals. Science, 2009. 325(5942): p. 866−870.

· 久米和彦:《沉浸在睡眠的世界里》, 载《日经科学》, 2002 年第 1 期, 第 3 页, http://sleepclinic.jp/essay1/index.html.

· Nishino, S. and Fujiki, N. Animal models for sleep disorders, in Handbook of Experimental Neurology , T. Tatlisumak and M. Fisher, Editors. 2006, Cambridge University Press: Cambridge. pp. 504−543.

· Diekelmann, S. and Born, J. The memory function of sleep. Nat Rev Neurosci, 2010.11(2): pp. 114−126.

· Walker, M.P., The role of slow wave sleep in memory processing. J Clin Sleep Med, 2009. 5(2 Suppl): pp. S20−26.

· Schonauer, M., Geisler, T. and Gais, S. Strengthening procedural memories by reactivation in sleep. J Cogn Neurosci, 2014. 26(1): pp. 143−153.

· Rauchs, G., et al., Consolidation of strictly episodic memories mainly requires rapid eye movement sleep. Sleep, 2004. 27(3): pp. 395−401.

· Miyamoto, D., et al., Top−down cortical input during NREM sleep consolidates perceptual memory. Science, 2016. 352(6291): pp.

1315—1318.

·佐佐木由香:《记忆、学习和睡眠》,载《医学的进程》,2017 年 263(9),第 747—753 页。

·Li, W., et al., REM sleep selectively prunes and maintains new synapses in development and learning. Nat Neurosci, 2017. 20(3): pp. 427–437.

·Iliff, J.J., et al., A paravascular pathway facilitates CSF flow through the brain parenchyma and the clearance of interstitial solutes, including amyloid β. Sci Transl Med, 2012. 4(147): p. 147ra111.

·Xie, L., et al., Sleep drives metabolite clearance from the adult brain. Science, 2013. 342(6156): pp. 373–377.

·Tarasoff–Conway, J.M., et al., Clearance systems in the brain–implications for Alzheimer disease. Nat Rev Neurol, 2015. 11(8): pp. 457–470.

·Ju, Y.E., et al., Sleep quality and preclinical Alzheimer disease. JAMA Neurol, 2013. 70(5): pp. 587–593.

·Kang, J.E., et al., Amyloid– β dynamics are regulated by orexin and the sleep–wake cycle. Science, 2009. 326(5955): pp. 1005–1007.

· Moruzzi, G. and Magoun, H.W. The functional significance of the ascending reticular system. Arch Ital Biol, 1958. 96: pp. 17-28.

· 威廉·C.戴蒙:《为什么人类一生的三分之一的时间都在睡觉?》,藤井留美译。讲谈社,2002年。

· Dement, W.C., Some Must Watch While Some Must Sleep. 1974, New York: W W Norton & Co Inc.

· Dement, W.C., History of sleep medicine. Neurol Clin, 2005. 23(4): pp. 945-o65, v.

· 木田哲生《"minniku"手册 中学——睡眠的秘密~实践良好的睡眠吧~》。学事出版,2017年。

· 木田哲生:《"minniku"手册 小学4、5、6年级——睡眠的秘密,思考睡眠吧》。学事出版,2017年。

· 木田哲生:《"minniku"手册 小学1、2、3年级——睡眠的秘密,思考睡眠吧》。学事出版,2017年。

· 木田哲生:《睡眠教育(minniku)的劝告——改善睡眠可以提高孩子的学习和生活》。学事出版,2017年。

· 木田哲生:《小猫是几点睡觉的?》,载《"minniku"地域建设推进委员会、reable刊》,2018年。

· 睡眠研讨会:"优质的睡眠支撑孩子的成长·保护孩子免于

睡眠负债"实施报告》https://www.yomiuri.co.jp/adv/suimin/.

第2章 消除"睡眠负债"

·西野精治:《"睡眠负债"的概念是怎样产生的》,载《睡眠医疗》,2018年第12期,第291—298页。

·Dement, W.C., Sleep extension: getting as much extra sleep as possible. Clin Sports Med, 2005. 24(2): p. 251−268,viii.

·Barbato, G., et al., Extended sleep in humans in 14 hour nights (LD 10:14): relationship between REM density and spontaneous awakening. Electroencephalogr Clin Neurophysiol, 1994. 90(4): pp. 291−297.

·Dement, W.C., Wake up America: A National Sleep Alert Volume 1. 1993, The Commission.

·Kripke, D.F., et al., Mortality associated with sleep duration and insomnia. Arch Gen Psychiatry, 2002. 59(2): pp. 131−136.

·Tamakoshi, A. and Ohno, Y. Self−reported sleep duration as a predictor of all−cause mortality: results from the JACC study, Japan. Sleep, 2004. 27(1): pp. 51−54.

·Ikehara, S., et al., Association of sleep duration with mortality from cardiovascular disease and other causes for Japanese men and women: the JACC study. Sleep, 2009. 32(3): pp. 295−301.

· 池原贤代、矶博康:《日本人的睡眠时间——睡眠时间和健康:Mortality》，载《睡眠医疗》，2018年第12期，第299-303页。

· 白川修一郎、松浦伦子:《睡眠负债的对策和预防方法》，载《睡眠医疗》，2018年第12期，第331—336页。

· 西野精治:《看漫画来熟睡！斯坦福式最好的睡眠》。sunmark出版，2018年。

· Williamson, A.M. and Feyer, A.M. Moderate sleep deprivation produces impairments in cognitive and motor performance equivalent to legally prescribed levels of alcohol intoxication. Occup Environ Med, 2000. 57(10): pp. 649−655.

· Dorrian, J., et al., Psychomotor vigilance performance: Neurocognitive assay sensitive to sleep loss, in Sleep Deprivation: Clinical Issues, Pharmacology and Sleep Loss Effects, C.A. Kushida, Editor. 2005, Marcel Dekker, Inc: New York, NY. pp. 39−50.

· Miglis, M.G., Autonomic dysfunction in primary sleep disorders. Sleep Med, 2016. 19: pp.40−49.

· Kim, T.W., J.H. Jeong, and Hong, S.C. The impact of

sleep and circadian disturbance on hormones and metabolism. Int J Endocrinol, 2015. 2015: p. 591729.

· Van Cauter, E., et al., Impact of sleep and sleep loss on neuroendocrine and metabolic function. Horm Res, 2007. 67 Suppl 1: pp. 2–9.

· Foster, D.J. and Wilson, M.A. Reverse replay of behavioural sequences in hippocampal place cells during the awake state. Nature, 2006. 440(7084): pp. 680–683.

· Tassi, P. and Muzet, A. Sleep inertia. Sleep Med Rev, 2000. 4(4): pp. 341–353.

· Wilkinson, R.T. and Stretton, M. Performance after awakening at different times of night. Psychon. Sci., 1971. 23(4): pp. 283–285.

· Santhi, N., et al., Morning sleep inertia in alertness and performance: effect of cognitive domain and white light conditions. PLoS One, 2013. 8(11): p. e79688.

· McEvoy, R.D. and Lack, L.L. Medical staff working the night shift: can naps help? Med J Aust, 2006. 185(7): pp. 349–350.

· Dhand, R. and Sohal, H. Good sleep, bad sleep! The role of daytime naps in healthy adults. Curr Opin Pulm Med, 2006. 12(6):

pp. 379-382.

· 厚生劳动省健康局: "为了健康的睡眠指针 2014", https://www.mhlw.go.jp/file/06-Seisakujouhou-10900000-Kenkoukyoku/0000047221.pdf.

· Time Window Alarm. Available from: https://window-alarm.com

· Ekirch, A.R., Sleep We Have Lost: Pre-industrial Slumber in the British Isles. The American Historical Review, 2001. 106(2): pp. 343-386.

第3章　生物规律是熟睡的关键

· Moore, R.Y., Circadian rhythms:basic neurobiology and clinical appplications. Annu Rev Med, 1997. 49: pp. 253-266.

· 平野有沙:《睡眠和生物钟——根据时钟系统控制睡眠和觉醒的周期以及失调所带来的节律睡眠障碍》, 载《医学的进程》, 2017 年 263 (9), 第 720—727 页。

· Moore, R. and R. Silver, Suprachiasmatic nucleus organization. Chronobiol Int, 1998. 15(5): pp. 475-487.

· Czeisler, C.A., et al., Stability, precision, and near-24-hour period of the human circadian pacemaker. Science, 1999. 284(5423): pp. 2177-2181.

· Duffy, J.F. and Czeisler, C.A. Effect of Light on Human Circadian Physiology. Sleep Med Clin, 2009. 4(2): pp. 165-177.

· Czeisler, C.A. and Turek, F.W. eds. Melatonin, Sleep, and Circadian Rhythms: Current Progress and Controversies. Journal of Biological Rhythms Special Issue. Vol. 12. 1997.

· 饭乡雅之:《褪黑激素研究和历史》, 载《时间生物学》, 2011 年 17（1）, 第 23—34 页。

· Hattar, S., et al., Melanopsin and rod-cone photoreceptive systems account for all major accessory visual functions in mice. Nature, 2003. 424(6944): pp. 76-81.

· Gooley, J.J., et al., A broad role for melanopsin in nonvisual photoreception. J Neurosci, 2003. 23(18): pp. 7093-7106.

· Lockley, S.W., et al., Short-wavelength sensitivity for the direct effects of light on alertness, vigilance, and the waking electroencephalogram in humans. Sleep, 2006. 29(2): pp. 161-168.

· Zeitzer, J.M., et al., Response of the human circadian system to millisecond flashes of light. PLoS One, 2011. 6(7): p. e22078.

· Kräuchi, K., et al., Functional link between distal vasodilation and sleep-onset latency? Am J Physiol Regul Integr Comp Physiol, 2000. 278(3): p. R741-8.

· Kräuchi, K. and T. De Boer, Body Temperature, Sleep, and Hibernation, in Principles and Practices of Sleep Medicine, M.H. Kryger, T. Roth, and W.C. Dement, Editors. 2011, Elsevier Saunders: Missouri. pp. 323-334.

· Kräuchi, K., et al., Warm feet promote the rapid onset of sleep. Nature, 1999. 401(6748): pp. 36-37.

· Borbély, A.A., A two process model of sleep regulation. Hum. Neurobiol., 1982. 1: pp. 195-204.

· Chung, S., Son, G.H. and Kim, K. Circadian rhythm of adrenal glucocorticoid: its regulation and clinical implications. Biochim Biophys Acta, 2011. 1812(5): pp. 581-591.

· Van Dongen, H.P. and Dinges, D.F. Sleep, circadian rhythms, and psychomotor vigilance. Clin Sports Med, 2005. 24(2): pp. 237-249, vii-viii.

· Van Dongen, H.P.A. and Dinges, D.F. Circadian rhythms in sleepiness, alertness, and performance, in Principles and Practice of

Sleep Medicine. 4th ed. , Kryger, M.H. Roth, T. and Dement, W.C. Editors. 2005, Elsevier Saunders: Philadelphia. pp. 435−443.

· Lack, L.C., et al., The relationship between insomnia and body temperatures. Sleep Med Rev, 2008. 12(4): pp. 307−317.

· 日本睡眠学会:《睡眠障碍诊疗指南》。文光堂，2011 年。

· 三岛和夫:《非 24 小时睡眠——觉醒规律障碍和病态生理研究的现状》，载《医学的进程》，2017 年 263（9），第 775—782 页。

· Sack, R.L., et al., Entrainment of free−running circadian rhythms by melatonin in blind people. N Engl J Med, 2000. 343(15): pp. 1070−1077.

· 大川匡子:《光的治疗应用——根据光来调节生物节奏》，http://www.mext.go.jp/b_menu/shingi/gijyutu/gijyutu3/toushin/attach/1333542.htm

· Fuse, Y., et al., Differential roles of breakfast only (one meal per day) and a bigger breakfast with a small dinner (two meals per day) in mice fed a high−fat diet with regard to induced obesity and lipid metabolism. J Circadian Rhythms, 2012. 10(1): p. 4.

· Lavie, P., Ultrashort sleep−waking schedule. III. "Gates" and "forbidden zones" for sleep. Electroencephalogr. Clin. Neurophysiol., 1986. 63(5): pp. 414−425.

第 4 章 "工作时困倦" 所包含的可怕风险

· R ü hle, K.H., Franke, K.J. and Nilius, G. Microsleep, sleepiness and driving performance in patients with sleep apnoea syndrome. Pneumologie, 2008. 62(10): pp. 595−601.

· 白滨龙太郎:《图解治疗睡眠时呼吸暂停综合征! 最新治疗和正确的知识》。日东书院本社, 2015 年。

· 河合真:《极端论述的睡眠医学》(极端论述系列)。丸善出版, 2016 年。

· He, J., et al., Mortality and apnea index in obstructive sleep apnea. Experience in 385 male patients. Chest, 1988. 94(1): pp. 9−14.

· Albarrak, M., et al., Utilization of healthcare resources in obstructive sleep apnea syndrome: a 5−year follow−up study in men using CPAP. Sleep, 2005. 28(10): pp. 1306−1311.

· Dement, W.C., Wake up America: A National Sleep Alert Volume 1. 1993. p. The Commission.

· "内山教授说失眠和睡眠不足导致的损失达 3.5 兆日元",

http://www.nu-press.net/archives/article000256.html，2016。

·"因睡眠不足导致日本的 GDP 损失达约 3%，约 15 兆日元"，https://woman.excite.co.jp/article/beauty/rid_Nemgym_10299/，2017。

·Managing shift work: Health and safety guidance. 2006; Available from: http://www.hse.gov.uk/pUbns/priced/hsg256.pdf.

·藤木通弘:《产业医学（包含轮班工作）和睡眠负债》，载《睡眠医疗》，2018 年第 12 期，第 311—318 页。

·西野精治:《关于轮班工作（其 1）》，载《院前救护》，2018 年 31（4），第 62—63 页。

·西野精治:《依赖熟睡 第 6 回 急救队员的轮班工作：关于轮班工作（其 2）》，载《院前救护》，2018 年 31（5），第 68—69 页。

·西野精治:《三项全能比赛运动员如何适应时差（特集：铁人三项与旅游）》，https://www.life-rhythm.net/nishino/.

·Dantz, B., Edgar, D.M. and Dement, W.C. Circadian rhythms in narcolepsy: studies on a 90 minute day. Electroencephalogr Clin Neurophysiol, 1994. 90(1): pp. 24-35.

·Carskadon, M.A. and Dement, W.C. Sleep studies on a

90-minute day. Electroencephalogr Clin Neurophysiol, 1975. 39(2): pp. 145-155.

· Monk, T.H., The post-lunch dip in performance. Clin Sports Med, 2005. 24(2): pp. e15-23, xi-xii.

· Horne, J., Anderson, C. and Platten, C. Sleep extension versus nap or coffee, within the context of 'sleep debt'. J Sleep Res, 2008. 17(4): pp. 432-436.

· Zeitzer, J.M., et al., Extracellular adenosine in the human brain during sleep and sleep deprivation: an in vivo microdialysis study. Sleep, 2006. 29(4): pp. 455-461.

· Clark, I. and Landolt, H.P. Coffee, caffeine, and sleep: A systematic review of epidemiological studies and randomized controlled trials. Sleep Med Rev, 2016.

· Urry, E. and Landolt, H.P. Adenosine, caffeine, and performance: from cognitive neuroscience of sleep to sleep pharmacogenetics. Curr Top Behav Neurosci, 2015.25: pp. 331-366.

· "咖啡的用途；美国饮食指导方针" https://health.gov/ dietaryguidelines/2015-scientific-report/PDFs/Scientific-Report-of-the-2015-Dietary-Guidelines-Advisory-Committee.pdf.

· Drapeau, C., et al., Challenging sleep in aging: the effects of 200 mg of caffeine during the evening in young and middle-aged moderate caffeine consumers. J Sleep Res, 2006.15(2): pp. 133-141.

· Anegawa, E., et al., Chronic powder diet after weaning induces sleep, behavioral, neuroanatomical, and neurophysiological changes in mice. PLoS One, 2015. 10(12): p.e0143909.

· Mah, C.D., et al., The effects of sleep extension on the athletic performance of collegiate basketball players. Sleep, 2011. 34(7): pp. 943-950.

· 守田优子、西多昌规:《睡眠负债和运动员的效率》, 载《睡眠医疗》, 2018 年第 12 期, 第 399—402 页。

第 5 章　女性、儿童、老年人应掌握的睡眠常识

· 西野精治:《看漫画来熟睡! 斯坦福式最好的睡眠》。sunmark 出版社, 2018 年。

· 池原贤代、矶博康:《日本人的睡眠时间——睡眠时间和健康: Mortality》, 载《睡眠医疗》, 2018 年第 12 期, 第 299—303 页。

· Takahashi, Y., Kipnis, D.M. and Daughaday, W.H. Growth

hormone secretion during sleep. J Clin Invest, 1968. 47(9): pp. 2079-2090.

· 木村昌由美：《睡眠负债和免疫机能》，载《睡眠医疗》，2018 年第 12 期，第 353—360 页。

· Spiegel, K., Sheridan, J.F. and Van Cauter, E. Effect of sleep deprivation on response to immunization. JAMA, 2002. 288(12): pp. 1471-1472.

· Besedovsky, L., Lange, T. and Born, J. Sleep and immune function. Pflugers Arch, 2012. 463(1): pp. 121-137.

· 小鸟居望：《睡眠负债和精神疾病》，载《睡眠医疗》，2018 年第 12 期，第 375—382 页。

· Sigurdardottir, L.G., et al., Sleep disruption among older men and risk of prostate cancer. Cancer Epidemiol Biomarkers Prev, 2013. 22(5): pp. 872-879.

· 柿崎真沙子：《睡眠负债和癌症的风险》，载《睡眠医疗》，2018 年第 12 期，第 399—402 页。

· 藤原健史：《睡眠负债带来的对心循环器疾病的影响》，载《睡眠医疗》，2018 年第 12 期，第 361—368 页。

· 元村祐喜：《睡眠负债引起的对脑机能的影响》，载《睡眠医疗》，2018 年第 12 期，第 337—344 页。

· 植木浩二郎：《从慢性炎症的视角来看 2 型糖尿病的成因》，载《糖尿病》，2011 年 54（7），第 476—479 页。

· Schmid, S.M., Hallschmid, M. and Schultes, B. The metabolic burden of sleep loss. Lancet Diabetes Endocrinol, 2015. 3(1): pp. 52−62.

· Boyko, E.J., et al., Sleep characteristics, mental health, and diabetes risk: a prospective study of U.S. military service members in the Millennium Cohort Study. Diabetes Care, 2013. 36(10): pp. 3154−3161.

· Taheri, S., et al., Short sleep duration is associated with reduced leptin, elevated ghrelin, and increased body mass index. PLoS Med, 2004. 1(3): p. e62.

· Kripke, D.F., et al., Mortality associated with sleep duration and insomnia. Arch Gen Psychiatry, 2002. 59(2): pp. 131−136.

· Spiegel, K., Leproult, R. and Van Cauter, E. Impact of sleep debt on metabolic and endocrine function. Lancet, 1999. 354(9188): pp. 1435−1439.

· Mullington, J.M., et al., Sleep loss reduces diurnal rhythm amplitude of leptin in healthy men. J Neuroendocrinol, 2003. 15(9): pp. 851-854.

· Broussard, J.L., et al., Elevated ghrelin predicts food intake during experimental sleep restriction . Obesity (Silver Spring), 2016. 24(1): pp. 132-138.

· Chikahisa, S., et al., Mast cell involvement in glucose tolerance impairment caused by chronic mild stress with sleep disturbance. Sci Rep, 2017. 7(1): p. 13640.

· Cano, G., Mochizuki, T. and Saper, C.B. Neural circuitry of stress-induced insomnia in rats. J Neurosci, 2008. 28(40): pp. 10167-10184.

· 近久幸子:《睡眠负债和代谢性疾病》, 载《睡眠医疗》, 2018 年第 12 期, 第 369—374 页。

· 三岛和夫:《第 64 回 关于睡眠时间的男女差别》,《打破睡眠的都市传说》, https://natgeo.nikkeibp.co.jp/atcl/web/15/403964/120700056/?P = 1。

· 小野太辅、大仓睦美、神林嵩:《女性的睡眠负债》, 载《睡眠医疗》, 2018 年第 12 期, 第 319—324 页。

· Oyetakin-White, P., et al., Does poor sleep quality affect skin ageing? Clin Exp Dermatol, 2015. 40(1): pp. 17−22.

· Sundelin, T., et al., Negative effects of restricted sleep on facial appearance and social appeal. R Soc Open Sci, 2017. 4(5): p. 160918.

· Jouvet−Mounier, D., Astic, L. and Lacote, D. Ontogenesis of the sates of sleep in rat, cat and guinia pig during the first postnatal month. Dev Psychobiol, 1970. 2: pp. 216−239.

· Roffwang, H.P., Muzio, J.N. and Dement, W.C. Ontogenetic development of the human sleep−dream cycle. Science, 1966. 152(3722): pp. 604−619.

· Frank, M.G., Issa, N.P. and Stryker, M.P. Sleep enhances plasticity in the developing visual cortex. Neuron, 2001. 30(1): pp. 275−287.

· ADHD AND SLEEP. Available from: http://www.sleepfoundation.org/sleepdisorders−problems/adhd−and−sleep.

· 神山润:《儿童的睡眠负债》,载《睡眠医疗》,2018年第12期,第325—330页。

· Bliwize, D.L., Normal Aging. 5th ed. Principles and Practices of Sleep Medicine, ed. M.H. Kryger, T. Roth, and W.C. Dement. 2011, Missouri: Elsevier Saunders. pp. 27−41.

· Asada, H., et al., Association between patient age at the time of surgical treatment for endometriosis and aryl hydrocarbon receptor repressor polymorphism. Fertil Steril, 2009. 92(4): pp. 1240−1242.

· 千叶悠平:《睡眠负债和认知症的风险》,载《睡眠医疗》,2018 年第 12 期,第 383—390 页。

· 酒井纪彰、西野精治:《睡眠负债和认知症——动物身上的见解》,载《睡眠医疗》,2018 年第 12 期,第 345—352 页。

· Riemersma-van der Lek, R.F., et al., Effect of bright light and melatonin on cognitive and noncognitive function in elderly residents of group care facilities: a randomized controlled trial. JAMA, 2008. 299(22): pp. 2642−2655.

第 6 章　熟睡环境营造法

· Chiba, S., et al., High rebound mattress toppers facilitate core body temperature drop and enhance deep sleep in the initial phase of nocturnal sleep. PLoS One, 2018. 13(6): p. e0197521.

· Ito, S.U., et al., Sleep facilitation by artificial carbonated bathing; EEG core, proximal, and distal temperature evaluations. Sleep 2013. 36 Abstract Supplement: p. A220.

· Uemura-Ito, S., et al., Sleep facilitation by Japanese hot spring; EEG, core, proximal, and distal temperature evaluations. Sleep Biol Rhythms, 2011. 9(4): p. 387.

· 高冈本州、内田直:《"睡眠品质"革命:支撑一流水平的 airweave 的成长轨迹》。钻石社, 2017 年。

· Haskell, E.H., et al., The effects of high and low ambient temperatures on human sleep stages. Electroencephalogr Clin Neurophysiol, 1981. 51(5): pp. 494-501.

· Muzet, A., Libert, J.P. and Candas, V. Ambient temperature and human sleep.

· Experientia, 1984. 40(5): pp. 425-429.

· Okamoto-Mizuno, K., et al., Effects of humid heat exposure on human sleep stages and body temperature. Sleep, 1999. 22(6): pp. 767-773.

· Nofzinger, E.A., et al., Changes in forebrain function from waking to REM sleep in depression: preliminary analyses of [18F]FDG PET studies. Psychiatry Res, 1999. 91(2): pp. 59-78.

· Sakurai, T., Roles of orexins in the regulation of body weight homeostasis. Obes Res Clin Pract, 2014. 8(5): pp. e414-420.

·爱波文:《母亲和婴儿的酣睡书"夜啼、哄睡、晨起"的解决手册》。讲谈社,2018年。

第7章"睡眠障碍"早知道

·立花直子、大阪睡眠健康网络编:《为了学习睡眠医学:专门医生传授的实践睡眠医学》。永井书店,2006年。

·谷池雅子编:《在日常诊疗中的儿童睡眠障碍》。诊断和治疗社,2015年。

·日本睡眠学会:《睡眠障碍诊疗指南》。文光堂,2011年。

·河合真:《极端论述的睡眠医学》(极端论述系列)。丸善出版,2016年。

·ICSD-3, ed. International Classification of Sleep Disorders, 3rd ed., ed. A.A.o.S. Medicine. 2014, American Sleep Disorders Association: Rochester, MN.

·西野精治、酒井纪彰:《从睡眠障碍来探索睡眠和觉醒机制》,载《医学的进程》,2017年263(9),第791—802页。

·Kryger, M., Charles Dickens: impact on medicine and society. J Clin Sleep Med, 2012. 8(3): pp. 333-338.

·本堂茉莉、上田壮志:《REM睡眠行动障碍(RBD)的构造》，载《医学的进程》，2017 年 263（9），第 811—818 页。

　·立花直子编：（RLS/PLMS 和 PLMD）《为了学习睡眠医学：专门医生传授的实践睡眠医学》。永井书店，2006 年，第 264—273 页。

　·Nishino, S. and Mignot, E. Pharmacological aspects of human and canine narcolepsy. Prog Neurobiol, 1997. 52(1): pp. 27－78.

　·Nishino, S. and Mignot, E. Narcolepsy and cataplexy. Handb Clin Neurol, 2011. 99: pp. 783－814.

　·Lin, L., et al., The sleep disorder canine narcolepsy is caused by a mutation in the hypocretin (orexin) receptor 2 gene. Cell, 1999. 98(3): pp. 365－376.

　·Sakurai, T., Roles of orexin/hypocretin in regulation of sleep/ wakefulness and energy homeostasis. Sleep Med Rev, 2005. 9(4): pp. 231－241.

　·Sakurai, T., et al., Orexins and orexin receptors: a family of hypothalamic neuropeptides and G protein－coupled receptors that regulate feeding behavior . Cell, 1998. 92(4): pp. 573－585.

　·De Lecea, L., et al., The hypocretins: hypothalamus－specific peptides with neuroexcitatory activity. Proc Natl Acad Sci USA, 1998.

95(1): pp. 322−327.

· Chemelli, R.M., et al., Narcolepsy in orexin knockout mice: molecular genetics of sleep regulation. Cell, 1999. 98(4): pp. 437−451.

· Nishino, S., et al., Hypocretin (orexin) deficiency in human narcolepsy. Lancet, 2000. 355(9197): pp. 39−40.

· Peyron, C., et al., A mutation in a case of early onset narcolepsy and a generalized absenceof hypocretin peptides in human narcoleptic brains. Nat Med, 2000. 6(9): pp. 991−997.

· "由日本睡眠学会的认定的日本睡眠学会专门医生、日本睡眠学会牙科专门医生、日本睡眠学会认定检查技师、日本睡眠学会专门医疗机关及日本睡眠学会登录医疗机关一览" http://jssr.jp/data/list.html.

第8章　与"安眠药"的巧妙相处之道

· 西野精治:《睡眠关联疾病诊疗所必要的睡眠生理和药理的基础知识》,立花直子编,《为了学习睡眠医学:专门医生传授的实践睡眠医学》,永井书店,2006 年,第 23—47 页。

· 小山纯正:《睡眠和觉醒的控制机构——睡眠构造,起床构造》,载《医学的进程》,2017 年 263（9）,第 703—710 页。

·西野精治:《小儿睡眠关联疾病诊疗所必需的睡眠的神经生理和神经解剖的基础知识》,谷池雅子编,《在日常诊疗中的儿童睡眠障碍》,诊断和治疗社,2015年,第144—160页。

·劳动科学研究班、本睡眠学会工作小组:"安眠药的正确使用和为使停药诊疗的指导方针",http://www.jssr.jp/data/pdf/suiminyaku-guideline.pdf.

·Nishino, S., et al., Sedative-hypnotics, in Textbook of Psychopharmacology, 5 th Edition, A.F. Schatzberg and C.B. Nemeroff, Editors. 2017, American Psychiatric Press: Arlington, VA. pp. 1051-1082.

·寺尾晶、宫本政臣:《失眠症治疗药物开发的最前线》,载《日药理志(FoliaPharmacol.Jpn.)》,2007年129,第35—41页。

·Perlis, M.L., et al., Placebo effects in primary insomnia. Sleep Med Rev, 2005. 9(5): pp. 381-389.

·Gyllenhaal, C., et al., Efficacy and safety of herbal stimulants and sedatives in sleep disorders. Sleep Med Rev, 2000. 4(3): pp. 229-251.

·Kawai, N., et al., The sleep-promoting and hypothermic effects of glycine are mediated by NMDA receptors in the suprachiasmatic nucleus. Neuropsychopharmacology, 2015. 40(6): pp. 1405-1416.

· Monoi, N., et al. , Japanese sake yeast supplementation improves the quality of sleep: a double-blind randomised controlled clinical trial. J Sleep Res, 2016. 25(1): pp. 116-123.

· Sagawa, Y., et al., Alcohol has a dose-related effect on parasympathetic nerve activity during sleep. Alcohol Clin Exp Res, 2011. 35(11): pp. 2093-2100.

· Troxel, W.M., Germain, A. and Buysse, D.J. Clinical management of insomnia with brief behavioral treatment (BBTI). Behav Sleep Med, 2012. 10(4): pp. 266-279.

结束语

· 西野精治:《精神医学和睡眠医学领域中的自我免疫性脑炎》, 载《精神神经学杂志》, 2019 年。